U0299544

［美］弗兰克·李普曼
(Frank Lipman)
［美］尼　尔·帕克尔
(Neil Parikh) ● 著

胡晓姣 吴越 张竞文 ● 译

这么睡，不会累

BETTER SLEEP, BETTER YOU

中信出版集团｜北京

图书在版编目（CIP）数据

这么睡，不会累 /（美）弗兰克·李普曼，（美）尼尔·帕克尔著；胡晓姣，吴越，张竞文译.—北京：中信出版社，2023.1

书名原文：Better Sleep, Better You: Your No-Stress Guide for Getting the Sleep You Need and the Life You Want

ISBN 978-7-5217-4813-0

Ⅰ.①这… Ⅱ.①弗… ②尼… ③胡… ④吴… ⑤张… Ⅲ.①睡眠障碍－防治 Ⅳ.① R749.7

中国版本图书馆 CIP 数据核字（2022）第 185925 号

这么睡，不会累

著者： [美]弗兰克·李普曼 [美]尼尔·帕克尔
译者： 胡晓姣 吴越 张竞文
出版发行：中信出版集团股份有限公司
（北京市朝阳区惠新东街甲 4 号富盛大厦 2 座 邮编 100029）
承印者： 捷鹰印刷（天津）有限公司

开本：880mm×1230mm 1/32　　印张：8.75　　字数：187 千字
版次：2023 年 1 月第 1 版　　　　印次：2023 年 1 月第 1 次印刷
京权图字：01-2021-1950　　　　　书号：ISBN 978-7-5217-4813-0
定价：68.00 元

谨以此书送给我的孙儿本杰明，是他提醒我：
睡得像个婴儿一样，是多么幸福。

——弗兰克

谨以此书献给卡斯珀的同人，为了让世人饱睡，
他们孜孜以求，不知疲倦。

——尼尔

目录

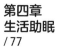
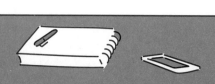

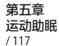

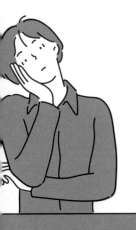

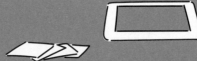

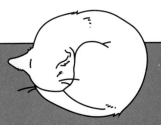

引言

愿你惬意安眠

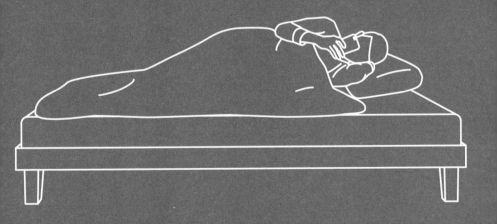

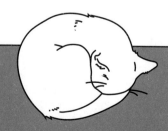

最近你肯定睡眠不足！没错，这是个武断的推断，毕竟我们还不太了解你。但是，如果你和大多数人一样生活，我们敢打赌你肯定睡眠不足。光是数字就能说明问题：40%的美国人称自己偶尔会失眠，22%的人几乎每晚会失眠，70%的人一直睡眠不足，而这些问题并非由我们的文化（不分黑夜白昼，一切不眠不休）、科技（全天候Wi-Fi全覆盖）、习性（劳累过度、营养不良）等方面的改变所致。更大的原因是，人们对睡眠不足这个问题似乎重视不足，他们要么觉得其他事情比睡眠更要紧，要么自己的睡眠问题一时半会儿解决不了，可是，长此以往，这个"小"问题会造成非常严重的后果。不过，不必担心，这一切都会得到改变，因为各位即将读到第一本一站式提升睡眠质量的读物，本书就是为你和你的睡眠以及生活量身打造的。

初次见面，我们（本书的两位作者）就知道二人将会合力提升人们的生活质量。事实上，这也是我们相识的首要原因——一位共同好友知道我俩对这一使命有多着迷，就介绍我们认识了。最初，尼尔是弗兰克的患者——他希望找到一种新的生活方式来改善健康状况，也很欣赏弗兰克的整体理念（比如，优质的睡眠能改善整体健康状况，而整体健康状况的改善又会进一步提升睡眠质量）和严慈并济的作风（有点"打一巴掌，给个甜枣"的意思）。同时，尼尔对新兴设备和技术充满热情，这些技术手段有助于养成更好的习惯，尤其有助于人们夜间安眠，这一点令弗兰克备受鼓舞。每天他们都会往来数封邮件，分享各自发现的新型设备和治疗方法，还会交流对睡眠和行为改变等问题的看法，如此交流数周之后，就有了这本书的雏形。两位作者达成了一个共识：写一本书，让人们读后能惬意入眠，好好休息。

　　新冠肺炎疫情引起人们对健康的高度关注，越来越多的人开始努力培养健康的睡眠习惯，因为睡眠不足是感染新冠肺炎病毒的伴生现象，两位作者也意识到不能再走寻常路，得做点不一样的事情。相信多数读者看过与睡眠相关的文章（至少看过不少标题），已经知道睡眠不足是当下人类的通病，大家也都明白（道听途说也好，亲身经历也罢）：大多数人正在为睡眠不足而付出代价。睡眠不足会付出何种代价呢？从免疫系统失常到体重增加，从激素失调到大脑化学物质失衡，更严重的话，还会出现心脏病、糖尿病和阿尔茨海默病等病症，对于这些，大家多多少少总要了解一点才好。另外，大量研究已经证实，如果多花点时间睡觉——比平时多睡五六个小时的话——就能抵御大小病症的侵袭，以及提高学习能力，更好地解决问题，还能跳出定式思维，有效控制体重，更好地释放压力，显得更加年轻有活力。此外，与此相关的网络文章也层出不穷，列出的睡眠改善建议可谓十分全面，比如睡前一小时拔掉所有设备的插头、使用深色窗帘，或者睡前用薰衣草精油泡澡等。

然而，我们依旧身心疲惫。

这项新研究让我们更加清晰地了解到为何睡眠如此重要、它对人类健康的各个要素有何影响，以及如何延长睡眠时间等，而在此之前，我们的睡眠质量都不怎么样。那些整日奔忙的人感觉自己生活在迷雾里，动作缓慢，带着无法摆脱的压抑和焦虑，觉得自己再也不可能睡个好觉了——本书就是写给这些人的。本书还要送给那些睡眠问题不那么严重，但总觉得急躁易怒、反应迟钝、身体乏累、心力交瘁的人。本书旨在厘清改善睡眠的难点，找到解决睡眠问题的方法。

我们认为，要解决睡眠这个问题，首先要改变对睡眠的看法。长久以来，饮食、锻炼和压力一直是影响人们健康的三大支柱。这三点的确很重要，但并非全部要素。如果没有充足的睡眠，那么健康饮食、规律锻炼和控制压力等能力并不足以全面改善人们的健康状况，人们甚至连维持现有的健康水平都做不到。那是因为睡眠是身体的主要节律之一。昼夜节律调节着身体的每个系统，即人体 24 小时自有节律会让心血管系统、肌肉系统、消化系统、免疫系统和生殖系统随之同步运行。但是这些节律中最重要的还是睡眠，所以我们总喜欢说睡眠是人体的主要节律——人类的一切活动皆始于睡眠，终于睡眠。没有了睡眠，人体的其他功能都无以为继。

想想下列情形就明白了：

1. 如果你正试图解决一个健康问题，却忽略了睡眠问题，则无异于逆流而上，背道而驰。

2. 或者，如果你正备受睡眠问题的困扰，这很可能表明，你的另一个生理系统出了问题（当然也可能只是单纯的睡眠问题）。

3. 然而，如果你能解决各个层面的健康问题，从而改进睡眠质量，那许多益处也会顺势而生，惠及个人健康的方方面面。

换句话说，想要活得更长寿、更健康，就要从关注睡眠做起。回归节律会为回归睡眠铺路。

为了帮助你惬意入眠，我们探索出一种简单却有效的方法：对日常习惯做些微小改变，一切均为重置人体生物钟服务。首先，你需要对自己的生活节律和睡眠需求有清晰的认识，然后制定一套完全适合自己身体状况、生理状况以及生活方式的养生法则。为了帮助各位看到立竿见影的效果，我们还将"自我重置"（The Reset）环节包含在内——整个过程速度快，（相对而言）不会有太大痛感，可实现全身系统更新。只需要按下生物钟重启键，你很快就会发现，若选对了，必定得安眠。

最重要的是，有生之年，这份指南都会令你受益，可以帮你从容应对不断变化的睡眠需求，也可以满足孩子和父母的睡眠需求（本书第八章定会让你大吃一惊）。若偶尔需要重置生理节律，或者遇到了棘手的睡眠问题（比如患上睡眠窒息症、时差综合征或刚有了宝宝），都可以时不时翻翻这本书。制定一份个人专属的睡眠方案，并执行下去，是改善睡眠的重要举措。这样做不但能有效改善睡眠质量，还能改善饮食状况和身体健康状况，整个人的状态也会放松许多。如此一来，你将开启长达一生的美好生活——活力四射、创意无穷、健康满满，当然，还有美梦多多。

1 遇见"助你入眠"专业团队

本书的两位作者都将自己视为专业人士，乐于努力让人们的生活轻松一些，健康一些，当然也更愉悦一些。

作为一名功能医学和综合医学医生，40多年来，弗兰克从来没有让患者一片片地吃药。他为患者提供的处方简单却有效，比如让他们改变自身习惯。这些改变能让患者真正了解自身的自然节律，虽然不能像药物一样治疗病症，却能让患者找到这些病症的根本成因。弗兰克曾研习过中医学，他为患者诊治的方式不像个机械师，更像个园丁。西医的手法与机械师如出一辙，通常先找出（身体的）故障部分，然后开始修复（药物治疗）或移除（手术治疗）。而中医的治疗目标是让患者像植物一样，恢复生气，蓬勃生长。若枝叶变黄，中医不会简单地将黄叶摘掉或染绿，而是要查看根部是否发生病变、土壤是否肥沃、阳光和水分是否充足等等。由此可见，中医是在查找病根，查找导致病症的根本问题。而今，弗兰克医生将注意力转向睡眠，将其视为亚健康的症状及致病根源。作为卡斯珀睡眠咨询委员会（Casper Sleep Advisory Board）的一员，他除了为卡斯珀的会员提供睡眠咨询服务，也为其他精神不振的失眠患者提供帮助，教他们睡眠知识，让他们生活得更加美好。

弗兰克的睡眠超能力包括：提供无须医学教育背景就能理解的详尽信息（包括最新科研成果），外加一份被医生认可的治疗方案——效果立竿见影。

尼尔是一位睡眠医生的儿子，也是卡斯珀集团的联合创始人，该公司致力改变人们对睡眠的看法，以及夜间的生活习惯。尼尔的使命是为人们提供必要的工具以改善其生活——从能够减缓疼痛的枕头到光线可自动调节、有助于身体放松的台灯，再到为助眠而生的床垫（一如为跑步而生的耐克）——这些睡眠工具会令你精神百倍，所向披靡！尼尔及其团队还率先打造出一种文化，让睡眠不再有"睡而不眠"的无奈，更多的是对一场酣眠的迫不及待。尼尔团队创立的卡斯珀睡眠咨询委员会，其成员均为健康与睡眠领域的权威专家（包括弗兰克在内），委员会建议整个团队以及卡斯珀的客户亲身体验获得优质睡眠的几项最新创意及理论，以确认其有效性。卡斯珀团队也言出必行，他们把自己当成小白鼠，亲自对睡眠产品进行测试，并提出有效建议，确保团队的产品和服务切实发挥作用。事实上，他们是"重启"疗法的第一批受试者，本书第十章会为你呈现更多详情。

也许最重要的还有一点，那就是尼尔也曾像你一样备受睡眠问题的困扰！他需要解决自身的睡眠问题（看似睡了一整晚，却仍然觉得浑身乏力），最终找到了弗兰克。他们共同研究了尼尔的生活习惯：日间摄入太多咖啡因，傍晚继续饮酒，由于工作或外出社交，饭总是吃得很晚，入睡与起床时间不定，压力太大，难以承受。通过以上这些问题，基本上可以断定尼尔患有时差综合征，弗兰克称之为"节奏失调综合征"。为了回归正常节律，尼尔必须重新审视究竟是哪些生活习惯偷走了自己的睡眠：是过量的咖啡因，是深夜大餐与零食，是无法应对的压力，是不断变化的作息时间，还是睡觉时开着的电视？他得养成更加健康的习惯：美式咖啡浓度减半，做瑜伽、冥想，把电视从卧室搬走，多吃富含镁元素的补品。他要以一种全新的方式对待锻炼方法、饮食习惯与生活方式，从而真正理解 24 小时睡眠循环的本质。压力不会凭空消失，深夜工作也不能总是避免，但他做了能做的事。结果如何？睡眠改善了！

尼尔的睡眠超能力：以他对最新助眠装置和设备的广泛了解，加上自己长期与睡眠问题做斗争的经验，他更能感同身受地帮你改善夜间睡眠。

2 该认真对待睡眠了

若想进一步"解锁"睡眠的更多益处，比如增强体质、延长寿命、全面优化健康状态等，就得把夜间安眠当成一件重要的事。因为睡眠的确重要，而且非常重要。良好的睡眠具有非凡的影响，但只有亲身经历睡眠不足带来的种种困扰，才会明白这一点。睡眠不足（哪怕只是一个晚上没睡足觉）会严重影响所有重要器官，从心脏到大脑，再到免疫系统，无一幸免。缺觉除了对你的学习效率、思维清晰度、人生状态（能否优雅地老去）以及抗病能力产生负面影响，也会引导你的情绪、心境以及体重等方面向负面倾斜。研究证明，睡眠不足是导致众多疾病的风险因素，包括阿尔茨海默病、癌症、心脏病、心脏病发作／心力衰竭、脑卒中、糖尿病、抑郁症、焦虑症和肥胖症等等。

事实上，睡眠不足会严重损伤你的 DNA（脱氧核糖核酸，即构成人体一切物质的基因图谱）。研究人员发现，对于睡眠不足的研究对象来说，体内 DNA 产生的"修复基因"较少，而"断裂基因"较多。这便意味着人体细胞进行复制时，能够修复潜在有害突变情况的基因较少，DNA 受损也会更加严重。这也进一步证明，缺乏高质量睡眠易引发癌症及心血管疾病、代谢疾病和神经退行性疾病。[1]

睡眠的确关乎人的生死。在 2007 年的一项研究中，英国研究人员揭示了不同睡眠模式对一万名研究对象的影响，他们对这些人做了二十多年跟踪观察。结果显而易见：那些睡眠不足的研究对象死亡的风险几乎是其他原因（以心血管疾病为主）致死率的两倍。[2]这可不是危言耸听。《美国心脏协会杂志》发表的最新研究表明，如果一个人已患有高血压、2 型糖尿病、心脏病或脑卒中等慢性疾病，加上睡眠不足，罹患癌症和过早死亡的风险就更高。[3]

我们得就此达成共识：更好的睡眠＝更好的你。

3　没有普适的睡眠改善方案

本书的两位作者根据患者、客户、同事、朋友和家人的反馈，一致决定尽量让本书简单易懂——此类睡眠书籍多半冗长晦涩，书里都是抽象复杂的调查研究。这样的书没人愿意再买，也没有必要再买。（尽管我们觉得硬着头皮读这样一本书兴许也能勾起睡意……）但说真的，睡个好觉不应该是件无聊的事，也肯定不应该是件难事。可令人不解的是，若睡眠果真如此重要，那为什么还有那么多人休息不好呢？

在我们看来，有以下几方面原因：

- 很多睡眠书籍信息冗杂——根本算不上真正的睡前阅读。信息量太大，内容又晦涩难懂。另外，在筋疲力尽、身体不适时，你最不想做的事情是什么？费力地阅读一本冗长的纯科学研究大书！书中内容可能引人入胜、意义非凡，但我们认为，有助于改善睡眠的信息应该精心提炼、易于理解、可读性强、短小精悍且切实可行。本书会引入研究内容吗？当然会。本书是否需要诸位读者暂时放下手机，专心阅读呢？当然需要。本书能否保证简洁凝练而又温暖人心呢？绝对能！

- 睡眠已成日常"苦差事"。为了改善健康状况，你能做的事看似数不胜数，而睡眠只是其中一小件。于你而言，睡眠并非自然节律的一部分。一天结束后，你无法自然入睡，睡眠仿佛是在完成工作、哄娃入睡和社交应酬等日常活动间隙做的事情。所以你可能会问："为何不吃片药了事呢？"很遗憾，这样不仅会对整体健康状况产生不良影响，长此以往，睡眠质量也会受损。我们希望你能自然入睡。人体自然节律一旦重置，就意味着每日的饮食、活动与生活习惯都对睡眠周期有所助益（接下来此类内容会多有谈及），你自然就能轻松入睡。

- 很难知晓哪些习惯最适合自己，或者说很难判定这些习惯是否奏效。如果想要了解对身体、健康以及兴趣最有益的锻炼方式，可以雇一位私人健身教练；如果想采纳一种新的饮食方式，对自己的生活影响深远又切实可行，就得聘一位营养师。但对于睡眠，大部分专家为多数患者提供的建议仍然太过宽泛。个人专属的睡眠方案应当依据个人独有的生物钟来制定，个人年龄、生理状况、生活方式以及个人偏好都应考虑在内。跟健身一样，现今，睡眠指标也有很多工具可以主动追踪。

- 不愿放弃个人喜好。若像僧侣一样容易酣眠，也许不少人愿意遁入空门了吧。但这世界偏偏不能如人所愿，也没有人愿意过戒律重重的生活。于是，我们根据你的个人偏好与需求（包括社交活动与罪恶快感），为你量身制定了一个方案。接下来，采用睡眠追踪法监测自己的睡眠质量变化，或是用老办法——拿纸笔写下睡眠日志，就能了解当天自己所做的选择是如何改善或损害睡眠的，这样最终你就可以为自己（而非我们）做出最佳选择。如此一来，你就会知道如何在重蹈覆辙之时重回正轨。

- 没有四海皆准的睡眠方案。"告诉我怎么才能睡着！"这是弗兰克职业生涯中被患者问得最多的问题。然而，从医 40 多年的他非常清楚，即使自己诊治过数千位患者，但他们的失眠程度与失眠类型截然不同，他确信当下还没有哪种建议放之四海而皆准。原因如下：

1. "完美"睡眠时长尚未确定。
2. 每个人的身体状况各不相同。
3. 影响睡眠的生活方式有很多，产生影响的时段也不仅限于夜间。

虽然没有放之四海皆准的解决方案，却有导致失眠的共同原因，没错，就是节律失调。所以，我们将在本书中全面细致地介绍每一个可能导致节律失调的生活因素，包括用餐时间与所食餐点、活动方式与活动时间、抗压方式以及小憩方式与时间等。我们也会关注所有对生活节律有影响的生理因素，比如年龄大小、肠道健康、激素水平，甚至某些会影响睡眠状况的基因。你的理想睡眠方案极有可能与你的伴侣、父母甚至同龄人大不相同——这很正常。接下来，我们将助你聆听身体的节律之音，复盘当前的生活习惯，确定最佳睡眠时长以及最佳入睡方式——这一切都视你的实际状况而定。

第一章

遵从自然节律，
方能自在安眠

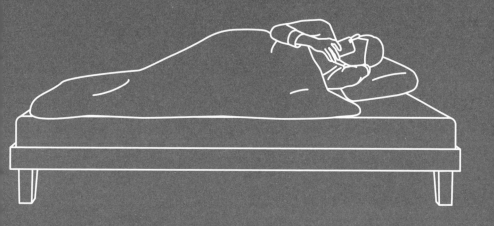

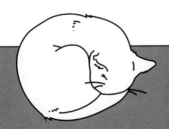

人们一直深信可以人为地制定生活节律，而不必遵循自然节律。当下生活节奏飞快，"24-7"生活方式盛行（即每周7天、每天24小时通常待在有人工照明的室内），想几点睡就几点睡（通常熬到很晚，卧室里电子屏幕、LED灯以及荧光灯等设备发出的光强有增无减）。每天人们长时间受到电子邮件、短信、电话和视频会议的轮番轰炸，难得歇息片刻，许多人通常还要兼顾抚养子女、关照朋友、照护家人的责任，同时要应对来自其他压力源的"狂轰滥炸"。于是半夜三更辗转反侧，精疲力竭便是家常便饭，但第二天起床后，还会重演这般生活。一旦崩溃了，也没什么大不了——吃药就行。尽管服药会产生种种有害健康的副作用（比如精神不振、血压升高、激素失衡、情绪波动、性欲下降或焦虑症及抑郁症加重等），但有病终究还是要吃药。这种生活看似并无异常，因为身边人的日子都是如此，大家的状况并无二致。

大家的共性问题——弗兰克几乎在每位患者身上都能看到——就是个人与环境严重不同步，毫无节律可言。我们将这种情况称为文化心律失常。要解决睡眠问题（当然，其他相关的健康问题得先解决得差不多），需要找到可行的补救方案。

回想一下上一次经历时差综合征的情形——时差让人有多难受（从医学角度来看，的确如此）！易于疲劳，行动迟缓，难以集中注意力，无法清晰思考问题。身体酸痛，难以入眠，可能还会出现消化问题。不幸的是，这个问题不只是长途飞行后的人会经历，很多失眠者也深陷其中。很多人每天都在经受这些节律的考验，感觉自己一直在倒时差。

我们在日常生活中之所以会出现节律紊乱，是因为我们始终给自己的身体以错误指示，比如：

- 过多关注手机时钟，而非体内生物钟。
- 在错误的时间摄入错误的食物。
- 摄入改变生活节律的物质（比如咖啡因、尼古丁和酒精）。
- 锻炼的时间不合适（或从不锻炼）。
- 持续处于高压状态。
- 专门放松的时间不足。
- 白天接受的自然光不足。

- 不分日夜地使用人工照明，光照时间过长。
- 没有稳定的生活习惯（尤其每天入睡和起床的时间不固定，周末也是如此）。
- 睡眠时间过短、睡眠质量较差（很震惊吧，就知道你会这样）。

以上因素都会扰乱人的睡眠模式。一场安眠之后，身体的各项机能也会随之"醒来"。由此可见，休息到位比单纯早睡晚起有用多了。

疫情期间的生活节律

对于数十亿人来说，新冠肺炎疫情彻底打乱了我们原有的生活节律。疫情期间，生活发生了巨大变化，居家办公、丢掉工作、整天围着孩子（或其他家庭成员）转、社交隔离、情绪失常以及重重压力都会持久影响"睡眠—觉醒"模式以及睡眠健康状况。本书提出的不少建议有助于诸位认识并解决这些现实问题。本书还会推荐几位密歇根大学的科学家联合开发的一款免费应用软件，名为社交节律（Social Rhythms）。这款追踪软件不仅能帮助这些科学家收集更多人体生物钟对禁足措施的反应数据，也能让用户了解自身"睡眠—觉醒"模式的形成过程。本书第二章会另辟专题，进一步讨论追踪技术如何成为改善人们睡眠的重要工具，但可以肯定的是，作为"数据控"，我们认为对睡眠习惯相关信息的收集当然是多多益善。

1 你的节律是否需要重置？

对于下列问题，若肯定答案达到三个或三个以上，这就说明你的身体须重新与自然节律接轨。先从睡眠问题开始：

· 清晨起床后是否觉得神不清、气不爽？
· 是否总是感觉疲累？
· 是否需要咖啡、苏打水或含糖零食来激发（或维持）活力？
· 尽管身体感觉乏累，但大脑还在高速运转？
· 是否感觉自己老得太快？
· 是否有排气、腹胀、便秘以及 / 或是消化不良的症状？
· 尽管饮食健康，坚持运动，但体重是否依旧减不下来？
· 是否出现肌肉和 / 或关节酸痛，或是身体紧绷（尤其是脖子和肩膀部位）的症状？

· 性欲是否有所减退？

· 是否经常情绪低落，无法集中精力做事，也记不住事？

· 是否觉得几乎（或压根儿）没有什么事能让自己恢复
活力？

· 是否缺乏做事的动力，就连小事都做不好？

· 是否发现自己生病的次数更多，痊愈耗时更长？

2　昼与夜：生物钟与节律的制造者

要想整夜安眠，首先得知道：与基本生物规律相比，人类
个体渺若尘埃，社会责任与岗位职责变得没有那么重要，先进
的西医学也显得效力不足。

早在人类祖先还居于洞穴及茅舍时，这些生物规律便已形
成。古人总是在太阳升起时醒来，甩开膀子辛苦劳作，吃的是
当季食物，于夜色渐浓时歇息。也许现今的生活已经改变，但
是人类的基因没变，若不遵循这些生物规律，身体就会代谢紊
乱、机能失调，最终疾病缠身。

这些生物"法则"由体内的"主生物钟"操控，有时也被
称为"睡眠—觉醒"周期。这种主生物钟的学名叫作视交叉上
核（Suprachiasmatic Nucleus, SCN），位于大脑的下丘脑
部位。这些专业术语都不重要，你只需知道，主生物钟是人体

调节昼夜节律的全能测量仪，昼夜节律包括每天的生理、心理以及行为等方面的变化。

由主生物钟控制的昼夜节律会告诉你的身体：

何时入眠？

何时醒来？

何时进食？

何时劳作？

其实，主生物钟就是身体的"领跑者"，能24小时协调体内各个系统。要做到这一点，主生物钟需要从周围环境获取信息，再让身体系统与其同步。那么主生物钟协调节律所需的主要信息是什么呢？是光照情况。因为最初身体设定的便是天黑入睡、天亮醒来的节律模式。

主生物钟通过眼部的感光细胞获取信息（即使双目紧闭，也能传递信息），持续监测光照时长及光照强度。基于这些反馈，主生物钟运用激素与神经递质（化学信使）将节律信息传送到身体各处。

以下为主生物钟的工作方式：

- 晨光初现，主生物钟轻轻唤醒并开启白天生活所需的所有生理机能：激素开始刺激新陈代谢系统运转，体温上升，肌肉为一天的运动做好准备，大脑机能开启，思维逐渐明晰。

- 夜幕降临，主生物钟为睡眠做准备工作：体温下降，消化系统开启休息与修复模式，大脑启动夜间"排毒"模式，清除活跃脑神经产生的副产物，巩固并储存记忆。

睡眠不单是夜间活动

观察 24 小时昼夜循环，可得出睡眠与节律研究领域至关重要的观点：睡眠健康不止与夜间活动有关。尽管夜间行为确实会对睡眠质量产生很大影响，但回归正常节律意味着要关注一整天的生活习惯。人体主生物钟会不停运转，不断获取信息，持续校正身体状态。若某种行为在一天中的某一时刻脱离正常节律，就会引发多米诺骨牌效应，影响体内其他局部节律，最终搅乱整个节律循环系统。接下来要介绍的改善睡眠的新习惯必然会将全天的活动信息考虑在内。我们非常清楚在什么时间最适合做什么事（比如消化食物、集中精神、努力工作），接下来，本书将向诸位介绍一个诀窍——一天中的哪些时间段最利于养成这些习惯。我们若能在适当时间为身体各项机能的正常运转提供相应的支持，那么睡眠以及整体健康状况就会得到明显改善。

主生物钟要监管全身 100 多种局部昼夜节律（或者说 24 小时节律循环系统）。例如：调节饥饿与消化的肠道循环、控制大脑灵敏度与情绪的脑内循环，以及影响呼吸的肺部循环，它们都在主生物钟的监管范围之内。血压、体温、激素水平、心率每项身体机能（甚至每个细胞）都有其特定节律，但这些节律都由主生物钟（直接或间接）控制着。身体要达到最佳健康状态，就必须让这些机能（包括睡眠）保持同步。

不同身体机能每日达到最佳状态的时间不尽相同，如此才能在身体的负荷范围内发挥最大作用。因此，在不同时段，人体的表现和感受是不同的。上午 10~12 点之间，你感到精神更集中，精力更充沛；下午 2~4 点，你却很想小睡一下。身体时而精力充沛，时而力倦神疲，这种节律在大自然节律的掌控之下，与之微妙呼应，起起伏伏——这种连接也该重新建立了。清除节律之外的"杂音"，便能随时随地了解自己的身体究竟需要什么，是要吃饭、慢跑，还是清空大脑，休息一会儿。

3　褪黑素与皮质醇：平衡节律的卫士

居于"睡眠—觉醒"舞台正中央的有"两位主角"：激素与化学信使——褪黑素与皮质醇。

天光渐暗之时，人体主生物钟探测到光照强度降低，会增加褪黑素的分泌。这种激素是天然的睡眠改善因子。顺便说一下，本书讨论的是纯天然褪黑素，而不是药店货架上的人工合成褪黑素，我们将在第六章做进一步探讨。在理想的状态下，褪黑素的分泌能让人平静下来，逐渐进入睡眠状态。

人体内褪黑素水平上升时，皮质醇水平会逐渐下降。皮质醇是活跃在日间的主角，能够提高警觉、补充能量、调节血压、促进消化并提高血糖浓度（其实血糖浓度适中是有益的）。皮质醇也是人体内的主要应激激素，会在大脑感到压力时释放出来——无论这压力是实实在在的威胁（如疾病缠身可能是全球变暖带来的影响），还是被视为威胁的事物（如没完没了的工作邮件或拥堵不堪的交通），其都会刺激皮质醇释放出来。或许以上解释就能让你理解，为何压力增加——皮质醇水平也随之提高——对睡眠会产生破坏性影响，进而损害身体健康。但这里对此暂不做详述，后文会做讨论。

若皮质醇水平下降（至理想状态），代谢水平也会随之降低。等到天黑，身体就会持续且规律地分泌更多褪黑素，使人进入睡眠状态，如此一来，身体便可以展开夜间恢复及修复的重要工作了。身体需要在这段时间运行多项机能，如给大脑做清理及排毒、巩固记忆力及整理信息、降低血压，以及生成更多免疫细胞，等等。由此可见，褪黑素的作用不只是促进睡眠，它还是身体不可或缺的"列车员"，协调体内各项重要的代谢功能，保证节律列车准点运行。

等到天色大亮，感光细胞会感受到光亮，身体便不再分泌褪黑素，而是开始大量分泌皮质醇，为一天的活动做好准备。

褪黑素为何会乱作一团？

遗憾的是，人体主生物钟可能会上当受骗，以为在某一时段不宜释放褪黑素，或者以为不必足量分泌褪黑素。事实上，现代生活方式导致大多数人搞乱了自己的生物钟，结果就是身体不知何时入睡才好。一旦出现这种情况，人的"睡眠—觉醒"节律就会陷入长期紊乱状态。导致这种情况的主要原因包含以下几方面：

- 接触人造光源过多：因为大脑认为"光照 = 白昼"，主生物钟接触过多人造光源也就成了搅乱自身"睡眠—觉醒"节律的首要因素，随之而来的便是睡眠总时长缩短、入睡愈加困难等问题。
- 接受自然光照过少：如果日间没有接受自然光照，这种情况也会导致褪黑素分泌紊乱，因为阳光才是帮助主生物钟与昼夜循环保持同步的关键。很可惜，大多数人每天都坐在写字楼里或待在由卧室改造而成的办公室里，根本晒不到太阳。

- 皮质醇分泌过量：前文提到，如果体内皮质醇的分泌量高于理想值（多半由于压力无法疏解、饮食含糖量过高，甚至夜间锻炼过晚等），就会破坏褪黑素与皮质醇之间微妙的平衡。

- 节律稳定性太差：主生物钟的作用是发号施令。如果你故意推翻这个系统，搞得用餐时间不规律，更要命的是睡眠时间也不规律——各位熟知的社交时差现象，稍后我们会用大量篇幅详述这一话题——这便无异于一手搅乱自然设定的节律，最终导致体内的褪黑素无法正常分泌。

4 节律一失调，身体就要遭殃

一旦人的节律失调，整个身体都会有所反应，每个系统都难以幸免。一旦睡眠节律混乱，不但会导致全身节律失调，也意味着其他身体机能无法正常运转——这中间的逻辑不言自明。若睡眠紊乱问题没有改善，那身体机能紊乱状况只会加重，两者形成恶性循环。

精神

如果生活节律失调，通常率先做出反应的是大脑——即便只有一宿没睡好，你也会觉得头晕目眩、行动迟缓。这是因为夜间身体歇息时，大脑需要完成许多自我修复工作。

大脑利用身体歇息的时间，为各种神经细胞构筑沟通渠道，储存人们这一天获取的信息。夜间应该是大脑恢复和重启的时段，但如果此时耗费过多精力做其他事（比如无节制地追剧），久而久之，精力便越来越难集中，学习新事物也就越来越困难。另外，失眠还会导致体内应激激素皮质醇含量上升，下丘脑（大脑的学习和记忆中心）生成的新细胞数量下降。此外，睡眠不足也会降低工作效率，增加意外和伤害的风险，对大脑产生的影响与过量饮酒不相上下。最新研究表明，即使司机只比平常少睡一小时，他们驾车发生事故的风险也会明显升高。[4] 美国睡眠基金会资料显示，失眠严重的工人发生工作事故的概率往往比休息充分的工人高 70%。[5] 运动员（包括许多容易失眠的青少年运动员[6]）受伤的风险越来越高，也与睡眠不足密切相关[7]，本书第八章会就这一话题做深入探讨。

在夜间，大脑有"排毒"的工作要做，而睡眠不足会妨碍这项工作的推进。在漫长的一天里，你要读文章、写邮件，还要做很多决定，大脑在进行新陈代谢时，会产生一种有害蛋白质，就像肌肉在运动后会分泌乳酸（其实是有毒的运动副产品）一样。酸痛的肌肉需要休息和恢复，疲累的大脑同样如此。在睡眠状态下，大脑会自动清除有毒代谢物，利用其自带的清洁机制——名曰"类淋巴系统"，清除有害蛋白质。若睡眠不足，这些有害蛋白质就会慢慢堆积，一旦出现淀粉样 β 蛋白，就会形成斑块和 tau 蛋白出现导致的缠结。这会导致大脑认知功能下降，不仅有可能诱发阿尔茨海默病，还会造成更频繁的（致病性）睡眠中断问题。

最近，圣路易斯华盛顿大学医学院的研究人员称，慢波睡眠（一种深度睡眠，有助于巩固记忆，睡醒时神清气爽）时间较短的研究对象体内的 tau 蛋白含量更高，分泌范围更广。由此可见，不仅要关注睡眠时长，也要关注睡眠质量——我们会帮你解决这些问题。

当前的睡眠状况也会影响未来的大脑机能。如果斑块持续堆积，那么 20 年后，就会出现记忆丧失以及思维混乱等症状。

情绪

睡眠不足的人的消极情绪（愤怒、沮丧、冲动、悲伤）会不断加重，积极情绪（乐观、率真、随和）则会逐渐减弱。这就意味着深度睡眠相当于一种效果显著的治疗方法，能够舒缓大脑神经，保持脑部平衡，进而稳定我们的情绪。若人为缩短深度睡眠的长度，就会自食其果。加州大学伯克利分校的一项研究检测了仅仅失眠一宿的种种影响，通过对比其他健康成年人的脑部扫描图，研究人员发现，受试者大脑杏仁核部位（控制恐惧与紧张情绪的大脑中枢）更加活跃——这些受试者也说自己的焦虑情绪明显上升。[8] 一项名为"美国人的睡眠"的调查显示，确诊为抑郁症或躁郁症的人，其睡眠时间一般少于6个小时。所以，失眠者患抑郁症的概率是常人的 5 倍，这并非巧合。此外，失眠也更容易导致患有双相情感障碍的人出现情绪波动或变得癫狂。艾奥瓦州立大学的研究人员发现，失眠——即使只是一晚少睡了几小时——会明显加剧愤怒情绪 [9]，让人承受不起一点刺激。

加州大学伯克利分校的研究人员还发现，睡眠不足的人感觉更加孤独，且避免与他人密切接触的意愿更强，这种症状与社交恐惧症很相似。这类人在社交方面对于他人没什么吸引力，甚至在与失眠者交往过程中，就连睡得好的人都会觉得孤独。可以毫不夸张地说，睡眠不足会令所有人萎靡不振。[10]

心脏

如今，美国心脏协会一直建议，医生除了关注患者的饮食结构、锻炼习惯、血压状况以及血糖浓度等主要指标，并以此观测患者是否面临患心脏病的风险，还应关注患者的睡眠状况。之所以这么做，是因为睡眠时间不足以及睡眠质量低下会增加患心脏病的风险，也会增大肥胖症、2 型糖尿病以及高血压等心脏病主要诱因的发病概率。

在睡眠状态下，身体修复的工作之一便是生成白细胞，在人体免疫系统的调配下，白细胞发挥抵抗感染、免受外来病毒入侵等作用。由于自身具有攻击性，白细胞抵御入侵者的方式也比较独特，成为导致人体炎症的一大隐患。如果白细胞的数量高于正常值，肯定是弊多利少的，可能导致动脉粥样硬化，即血液中的斑块不断堆积，如此一来，动脉变硬，进而出现炎症。

人类能够控制睡眠状态下体内生成的白细胞数量，由此抑制炎症细胞的产生，同时保护血管健康。然而，最近，美国麻省总医院的研究人员发现，睡眠不足时，炎症细胞的产生就会失控，进而引发更多炎症。[11]

与此同时，哈佛大学的科学家们目睹了失眠实验鼠体内白细胞形成动脉斑块的详细过程——白细胞缠结导致现有动脉斑块不断堆积、变大，最终形成血栓，引起动脉阻塞，降低血液的流动速度，进而引发心脏病，而且随着时间的推移，还会出现心肌梗死及脑卒中等病症。研究人员还发现，低质量睡眠会降低下丘脑分泌素水平（下丘脑是大脑中分管睡眠的部分，其分泌的蛋白叫作下丘脑分泌素）。下丘脑分泌素量越少，体内白细胞数量就越多，这样就会形成更多斑块，导致动脉阻塞，造成动脉粥样硬化，等等。但好消息是，哈佛大学科研团队给失眠实验鼠补充了下丘脑分泌素——营造睡眠充足的假象，结果发现其动脉硬化症状有所缓解。[12]

睡眠也是天然的降压药。经历了一整天身心的双重压力（亦称"疲于奔命"）之后，血压必然会升高，而睡眠会让血压慢慢降下来。然而，若身体不能实现夜间重置，血压就会持续升高，再次将你置于心肌梗死、脑卒中以及心脏病的风险之中。想想看：春天使用夏令时，时钟向前拨快后的第一个周一，人们就会少睡一小时，全世界心肌梗死的概率也会随之增加 25%。相比之下，秋天调回冬令时后能多睡一小时，发生心肌梗死的概率也会降低 21%。[13]

同样值得一提的是，45 岁以上睡眠不规律（作息时间不规律，每晚睡眠时长也不一致）的人群患心血管疾病的概率接近睡眠规律人群的两倍。[14]

性

这部分内容咱们一掠而过：睡眠不足导致男性与女性体内睾酮水平降低，性生活的欲望、质量及频率均会下降，另外还会导致男性勃起功能障碍，（每天睡眠时间少于 5 小时的男性与睡 8 小时以上的男性相比）睾丸体积明显变小。睡眠不足的男性，其睾酮水平与比他们大 10 岁的男性持平，这是因为时间短、质量差的睡眠会影响睾酮分泌，哪怕这种情况只持续一周，也足以让你老上 10 岁。不少研究表明，睡得太少可能会导致男性生育功能下降。[15] 尽管有关睡眠不足影响女性生育能力的研究少得惊人，但可以确定的是，睡眠不足通常会损害健康，也极有可能会对生育能力产生不良影响。

体重

"过劳肥"的说法是有依据的：睡眠不足与体重增加直接关联。科罗拉多大学的研究人员发现，其研究对象在饮食习惯与健身计划均无改变的情况下，只是连续一周每晚只睡 5 个小时，其体重平均会增加两磅。这是因为睡眠不足会引发一连串的身体变化，最终导致体重增加。

首先，体内饥饿相关的激素（包括抑制食欲的瘦素以及增加食欲的饥饿素）水平会发生变化。睡眠不足会使瘦素减少，饥饿素增加，令人饥饿感增加、满足感降低，还会改变我们喜欢的食物种类——不用说你也能猜到，肯定不会喜欢绿叶蔬菜。其实，睡眠不足的人最难以割舍的就是高糖高脂肪食物，这要归咎于睡眠不足引起的两处脑部变化：其一为大脑额叶（大脑中负责做出复杂决定的部位）活动受到抑制，其二为对奖励（尤其是脂肪和含糖物质）做出反应的深层大脑中枢活动增强。[16]

其次，低质量睡眠会降低肠道健康水平。睡眠中断及昼夜节律紊乱会改变肠道菌群结构，这一菌群是人体消化系统的控制中心，不但负责分解食物，还要分泌激素，为人体免疫系统提供大量养分。研究证明，肠道菌群（本应在肠道内繁育的有益菌）受到破坏不仅会直接导致体重增加，还会引起一系列健康问题，包括类风湿性关节炎、糖尿病、慢性疲劳、抑郁症以及失眠症等自身免疫性疾病。

再次，睡眠不足会导致胰腺分泌的胰岛素过多、体内脂肪堆积、2 型糖尿病的患病风险增加。

最后，睡眠不足会令人疲惫不堪，无力锻炼。这一点算不上什么令人震惊的科学发现，我们都知道睡眠不足是保持理想体重的一大忌讳。科研人员对睡眠不足和体重增加两者间的联系做过研究，发现每天睡眠时间不足 5 小时的人发胖概率比睡眠时长为 7~9 小时的人高 30% 左右。[17]

衰老

其实看起来"很累"很可能是看起来很老：长期失眠会使人体生物钟加速运行，其影响全写在脸上，皮肤暗淡，满脸细纹，眼下出现黑眼圈，这些都是睡眠不足的"后果"。若未能获得充足睡眠，身体就会分泌更多应激激素——皮质醇，这一激素会损害（能保持肌肤水润高弹）皮肤胶原蛋白。另外，睡眠不足还会降低生长激素的合成速度（睡眠过程中，该激素会加速人体组织的修复与再生过程）。缺少生长激素，就会出现肌肉量减少、皮肤变薄、骨骼愈加脆弱等问题，而衰老进程也会不断加速、加剧。

5 睡眠可以让身体获得防御体系

一场疫情是对免疫能力与恢复能力的终极考验，它让我们明白，充足的睡眠极有可能挽救我们的生命。如今，越来越多的医生建议将睡眠作为预防病毒大范围扩散感染的有效措施，这是有道理的：睡眠是免疫系统最有力的调节器之一。

免疫系统的运作就是"三班倒"工人的夜班写照，在你逐渐进入梦乡时已打卡上班，趁着身体休息时修复受损细胞，有效对抗疾病持续感染，生成并储存细胞因子抗体（即保护性抗病毒感染因子）。细胞因子相当于人体内的万能调节器，不仅助眠，而且能够预防病毒入侵人体。然而睡眠不足时，免疫系统也束手无策。所以，睡眠时间短、睡眠质量差的人更易患病（包括新冠肺炎这类传染病）。这类人一旦生病，其病情会更严重，恢复时间也更长。

事实上，有确切证据表明，夜间睡眠长期少于 6 小时会损害免疫系统，增加患癌风险。目前，世界卫生组织已将所有夜间轮班工作都归类为潜在致癌因素。（只有一种例外情况，那就是 β1 抗体肾上腺素能受体出现遗传变异，或者带有容许失眠的其他基因，但大多数人没有这种变异情况！）

睡眠紊乱（或睡眠节律失调）带来的最大问题就是免疫系统紊乱。我们一再说要"增强"自身的免疫系统，使其能够抵抗一切"入侵者"。准确来讲，其实我们是需要打造一种反应精准无误的免疫系统，尤其碰上新冠肺炎病毒感染这类毁灭性攻击时。科学家和医生们对新型冠状病毒肺炎（还有非典型肺炎、中东呼吸综合征、甲型 H1N1 流感这类传染性疾病，以及多发性硬化症和胰腺炎这类非传染性疾病）患者的死亡原因进行调研时发现，这些感染者都死于一种名叫"细胞因子风暴"的致死并发症。"细胞因子风暴"是由于人体内生成大量对病毒进行猛烈攻击的免疫细胞，一次性释放过多细胞因子，从而引发炎症，最终给身体造成过多连带伤害。虽然（其数值处于正常值范围之内时）细胞因子是有益的，但一次性释放过多也会让免疫系统甚至身体不堪重负。

说到人体免疫系统的运作，不见得睡眠越多越好，适度、调节与复原反而更有效。最佳睡眠是人体获得最佳防御体系的保障。

我们不仅会提出诸多建议，帮你建立新的睡眠改善方案，其中包括打造安静的睡眠环境、尝试睡眠追踪工具和软件，以及服用天然补品等，我们还在心中树立了更大的目标——拯救人类生命。请别吃惊，我保证这些疗法一定奏效！其实最有效的方法还是让生活重回正轨，这是治疗睡眠问题的不二良药，（几乎）不用掏钱就能得到，大多数人随手可得。

6 回归节律，治愈身体亚健康

现在你应该知道了，节律失调会损害健康，使得全身各个系统（比如心血管系统、神经系统、免疫系统、生殖系统、内分泌系统以及体重平衡系统）的运转效率大打折扣。回归节律就好比对症的解药，能够修复并增强这些重要的身体机能：促进身体按时按量分泌激素，将信息准确传达到身体各个部位，有助于维持新陈代谢系统的稳定，高效合理地分配营养物质。这一切能够保持大脑灵活高效、心脏强壮有力、皮肤吹弹可破、免疫系统自我治愈、情绪沉着冷静、压力可管可控等等，从而让身体系统平稳而持久。

最棒的是，生活重回正轨，这就意味着每晚能获得高质量的恢复性睡眠。虽然科学家还不清楚人们需要睡觉的原因，但他们一直确信，所有的睡眠阶段都能被完整体验，这就意味着你已经获得深度好眠，得到了充分的休息，也就是说，在睡眠过程中，我们的全身得以放松、修复以及重置。睡眠这剂灵丹妙药能够全面提升我们的健康水平：不仅能增强人体活力，辅助我们减轻体重，保护心脏，增强免疫力，还能够平衡激素分泌，使精力更集中、思路更清晰、精神更亢奋，让人从容应对各项挑战，时刻处于年轻状态，寿命也更长。

睡眠对生理机能之所以如此有益，最主要的原因是，在睡眠状态下，体内的清洁机制会投入工作，让劳累一天的身体借此恢复状态。当拥有充足且不间断的深度睡眠时，身体会有以下表现：

- 大脑会生成更多脑源性神经营养因子（Brain-Derived Neurotrophic Factor, BDNF）。这是一种能够修复脑细胞的特殊蛋白，可以促进新的脑细胞生成，提高学习能力，增强记忆力，预防阿尔茨海默病，还可用作天然抗抑郁药，抑制慢性焦虑症与抑郁症。

- 有时大脑整理并储存从外界获取的所有信息，这样就有助于我们记住最新事件，处理新的记忆并将其与旧的记忆整合起来，最后找到问题的解决方法。数万亿神经细胞能够做到梳理所得信息[18]，唤起大脑储存的旧时记忆，建立新的联系[19]，清扫旧的或闲置的信息通路（名为"突触"），为大脑机能第二天的高效运转做好充分准备。[20]

- 人体会对脑部类淋巴系统做日常深度清洁护理，这是一个主要在夜间进行的类似引流的过程，用脑脊液冲走大脑中的废物（包括形成阿尔茨海默病斑块的蛋白质）。[21]

- "不当班"的脑细胞可以让自己的"下属"得到必要的休息，比如人体细胞的能量制造者线粒体，它们是各项生理机能保持最佳状态的关键。这类脑细胞同样能够清除细胞里的废物，为传递信息补充能量。[22]

- 肠道各种有益菌数量维持在良好的平衡状态，特别是疣微菌门菌株，这种细菌与人类认知功能的提升息息相关。

- 肠道整体健康状况不断变好，消化系统、免疫系统、情绪反应以及激素平衡也会随之得到改善。

- 神经元（或脑细胞）会开启夜间修复模式，修复细胞在清醒状态下受到的各种损伤——经年累月，这些损伤会带来隐患，诱发多种疾病。[23]

- 心血管系统会恢复至冷静且镇定时的基准，血压随之下降（之前可能是正常或偏高），心率也会自然降低（只是略降，降幅不会妨碍健康）。[24]

- 毛细血管、小动脉和动脉（血液、氧气以及营养的超级传送通路）有机会进行修复工作，防止心脏病、高血压以及胰岛素抵抗等问题发生。[25]

- 免疫系统会生成免疫细胞，并将其合理分配到全身各处，以抵抗病毒感染和慢性炎症，从而筑牢免疫防线。

- 大脑会分泌褪黑素（调节睡眠的激素），减缓各类癌细胞增殖速度，诱发癌细胞自我毁灭（也称为细胞凋亡），切断癌细胞增殖所需的血液供应。

- 内分泌系统会调整体内各类激素含量，让此前的内分泌紊乱状态（尤其是睾酮分泌紊乱）恢复至正常状态。[26]

- 体内会分泌更多有益激素，从而促进生殖发育，提高生

　　　　　　　　　　　　　这么睡，不会累

育能力，支持细胞增殖与再生，修复肌肉状态，增加骨密度。[27]

7 安眠药不是睡眠的保护伞

2018 年，美国的《消费者报告》显示，80% 的成年受访者每周至少失眠一次，而这些人中，曾服用安眠药（不管是非处方药，还是处方药）改善睡眠状况的约占 1/3。[28] 基于以上数据，研究人员得出结论，2018 年，服用过安眠药的美国成年人数量高达 5000 万人。这一惊人的数字说明了以下几种情况：一是睡眠明显成为普遍存在的大问题，二是（若你在服用助眠药物）靠药物助眠的人绝非你一个，三是我们一定可以找到长期有效解决睡眠问题的方案，因为依靠安眠药（无论是非处方药，还是医生开的处方药）治疗失眠会产生很多问题。如下所示：

- 安眠药解决不了睡眠问题：服用过安眠药的受访人员中，自认为睡眠质量有所改善的只有 1/3 左右，3/5 的人说第二天感觉头昏脑涨、糊涂健忘。研究人员翻阅美国睡眠医学学会近期制定的安眠药用药指南时发现，一些安眠药只能让睡眠总时长增加 20~30 分钟，而另一些安眠药的效果比安慰剂好不了多少。[29] 研究人员还指出，大多数常吃的安眠药（尤其是非处方药）不能长期服用，而几乎没有研究可以证明短期服用这类药物有效。[30]

其实也不用睡眠科学家过多置喙，我们就能推断出安眠药根本无法根除失眠问题。正如前文所说，失眠是由体内其他系统失衡导致的病症，只是"脚疼医脚"，并不能改善睡眠状况或是健康状况。

- 安眠药会导致更多（可能危及生命的）问题：所有治疗睡眠的药物都会产生巨大的副作用，通常包括头晕目眩，嗜睡，头痛，消化不良，食欲不振，口干舌燥，嗳气，反酸，精神障碍（尤其头晕眼花、注意力难以集中），胃痛，打战，身体乏力，呼吸困难等。《消费者报告》显示，如果失眠患者在服用安眠药的同时还服用其他处方药，或服用消遣性药品，抑或喝酒——1/10 的受访者承认这样做过——安眠药产生副作用的风险就会大大增加。[31]

美国食品药品监督管理局（以下简称 FDA）要求大部分制药厂公开说明安眠药物会导致"睡眠异态"（入睡或半睡半醒状态下出现梦游症状——进食、性交甚至开车等）。此外，安眠药还会导致睡眠失忆症（醒来完全不记得自己身在何处）。因此，服用安眠药发生车祸的概率几乎翻了一番，与酒驾（血液中酒精浓度高于法定上限）不相上下，这个结果不足为奇。[32] 如果服用某些安眠药的时长超过推荐天数（通常为7~10 天），特别是苯二氮䓬类药物（比如阿普唑仑、地西泮、夸西泮、三唑仑、艾司唑仑，以及替马西泮等镇静剂），身体就会产生耐药性，想要达到此前的疗效，只有不断加大剂量，但此时各类副作用也会加重。

令人头疼的是，一部分人（尤其是女性和 65 岁以上的人）需要更长时间才能将安眠药中的有效成分代谢掉，这类人的血药浓度将长时间停留在较高水平，更易发生危险驾驶、跌倒等事故。最近，即使 FDA 发出警示，嘱咐人们服用安眠药会导致危险驾驶，并将失眠患者的药量减半，但是很少有人按照处方或建议用药。

FDA 同样建议 65 岁以上的失眠患者降低药量，因为这一人群体质较弱，在安眠药的副作用（过度嗜睡、行动不稳以及意识混乱）下更容易跌倒，从而引发颅脑损伤，引发或加重认知功能障碍。2017 年的一项分析数据表明，65 岁以上（含65 岁）的失眠患者中，依照医嘱连续服用两周安眠药的患者的跌倒概率比未服用的高出 34%。[33] 梅奥诊所正在逐渐淘汰安必恩类安眠药物，因为近期研究发现，服用过此类药物（通用名称为"唑吡坦"）的住院患者跌倒的概率更大，是未服用安眠药住院患者的 4 倍。[34]

· 安眠药是新型阿片类药物：安眠药研究领域最惊人的

发现大概是安眠药都有阿片类药物的特征，尤其是苯二氮䓬类药物，此类药经常出现在医院处方中，并且成瘾性与致死率都比较高。[35]1996—2013 年，服用苯二氮䓬类药物的美国成年人数量从 810 万增长到 1 350 万，增长率高达 67%。[36] 其中服药过量的人数是原来的 8 倍。[37] 据估计，服药过量的人中，同时服用阿片类和苯二氮䓬类药物的占比超过 30%。[38]

如果你正服药治疗睡眠障碍，我们建议你与保健医生配合，培养改善睡眠的好习惯，抛弃之前影响睡眠的坏习惯，与此同时，逐渐减少服药剂量。这种做法更安全，还能预防"反弹性失眠"。如果擅自减少安眠药的用药剂量，失眠症一旦复发，程度要比先前严重得多。当给身体各个系统戒断药物也有助于校准生物钟，更好地找到自然睡眠节律。

8 焦虑性失眠：别让睡眠成为一种压力

睡眠界出现了一种名为"焦虑性失眠"的新型睡眠障碍，"焦虑性失眠"是指一心追求"最佳"睡眠，导致压力过大，睡眠质量反而更差的现象。即便使用睡眠追踪工具，观察自己夜间睡眠的细微变化，并监测睡眠"睡眠分数"，睡眠依然没有改观。我们只是想给你严厉的激励，以敦促你认真对待夜间睡眠问题，而不想干预你的睡眠。我们清楚，建议本身也会带来压力，让你觉得"完美"执行有难度，还会担心做不到会产生什么后果。但请放心（完全放心），本书不是讲"最佳"睡眠的，因为"最佳睡眠"根本就不存在。本书只是强调改善睡眠，因为改善睡眠就相当于改善健康。我们知道，现实生活通常没有什么完美可言（我们也从未有此奢望），而且就算所有事都"做对"，也不一定有什么奖励。然而，假如尽量改变自身的习惯，哪怕只是小小的改变，也会带来回报。

记住：睡眠是身体需要完成的正常生理过程。通过本书，我们会带各位重回节律正轨。一旦这一目标达成，你的身体就会自然入睡，不必忧虑，不用计划，更不会有压力，因为入睡就是健康身体的本能。一日之末，休息之余，捧起这本书，又一个安然入睡的夜晚悄然而过——如此惬意安眠，还有什么值得焦虑担忧至彻夜无眠呢？

第二章

探索睡眠的奥秘

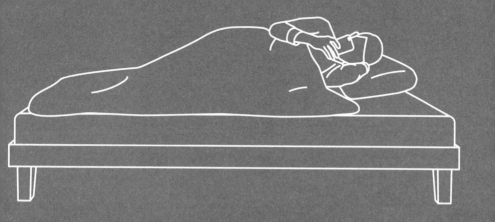

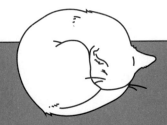

究其根本，其实睡眠障碍是身体在警示你，有什么地方出问题了。中医认为，各类症状可以视作反映人体潜在失衡状态的"警示灯"。在面诊时，弗兰克会根据睡眠状况深究其他潜在的健康问题，而不是单纯地诊疗睡眠问题（当然，睡眠问题本身也值得关注）。这也解释了为什么有些人出现睡眠问题时会做进一步检查，看看是消化问题、激素失调所导致，还是不良习惯引起的昼夜节律紊乱。

其实，大部分健康问题会以其特有的模式呈现出来。正因如此，弗兰克才对"测试"这种居家使用的诊疗手段倍加青睐。通过测试，你对自身的小毛小病会有更深入的了解，还能搞清楚这些病症之间的共性。下面的测试是为了帮助大家进一步自查睡眠情况和失眠原因。虽然人们普遍认为睡眠问题的原因可以简单解释为生活不规律，但其实还有几个具体因素会严重扰乱日常生活节奏，进而影响睡眠。作者倾向称这些因素为"失眠类型"。影响睡眠的因素包括以下几种：

- 压力 / 焦虑。
- 节律。
- 环境。
- 激素。
- 营养。

对自身某种（或某些——很多人通常不止一个）特定的失衡问题的本质有所了解，会帮助你在本书后面的内容中找到最有效、最有益的习惯改变方式。

你的失眠情况是哪种类型？

通读下列各组问题并作答，然后算一下每组问题答案为"是"的个数。若一组的肯定回答达到三个或三个以上，则表明你的睡眠问题正由此而生，而且造成失眠的因素可能不止一种。如果真是这样，不必慌张。这个测试的本意不是给你贴标签，也不是让你心怀愧疚或羞耻。相反，它只是一种工具，旨在追踪睡眠干扰因素时，为你指出明确的方向。不要局限于测试本身，要试着利用测试结果解决问题。如果测试出自己的失眠类型不止一种，也不要着急，重点关注得分最高的那个，然后通过逐步培养更多习惯来解决剩下的问题。这样做也有助于促进身体进行自我重置（本书第十章），继而解决所有类型的失眠问题。

压力／焦虑型失眠：

1. 是否会半夜醒来，再难入睡？

2. 是否入睡困难，或躺在床上希望自己能入睡？

3. 睡前是否无法抛却各种思绪？

4. 就寝前是否有生气、焦虑的情绪，或者有未解决的争论、未完成的任务？

5. 白天是否紧张、烦躁、焦虑？

6. 是否焦躁不安，无法静下心来？

7. 夜里是否会咬紧牙关？

8. 是否经常感觉自己失控？

9. 是否会借助酒精或尼古丁等其他上瘾类物质安抚自己？

10. 是否经常担心发生可怕的事？

得分：＿＿＿＿＿＿

节律失调型失眠：

1. 是否每天的就寝时间或起床时间都不同？

2. 是否每天的用餐时间都不同？

3. 是否会在睡前两小时内吃饭或零食？

4. 是否会在周末补觉？

5. 是否经常在睡前两小时内使用电子产品（电视、电脑、手机等）？

6. 是否会在半夜接触强光（看手机、开灯上厕所）？

7. 关灯后，卧室内是否还有人造光源？

8. 傍晚是否严格执行锻炼计划？

9. 早上是否几个小时后才接触自然光？

10. 白天大部分时间是否在人造光源下度过？

得分：_____

环境影响型失眠：

1. 关灯后，卧室内是否有人造光源？

2. 是否将卧室内多台电子设备断电？

3. 夜里屋外是否有让你无法入眠的噪声（垃圾车的轰鸣声、邻居的吵闹声、设备运行的噪声等）？

4. 卧室通常是否暖和？

5. 是否一年四季关着窗户睡觉？

6. 醒来是否感到背部或颈部酸痛？

7. 夜里是否因为床铺过厚而大汗淋漓地醒来？

8. 你或你的伴侣是否打鼾？

9. 你是否会与作息不同的伙伴同居一室？

10.是否有宠物与你同床共寝？

得分：_____

营养失衡型失眠：

1. 晚餐是否为一天中最正式、最丰盛的一餐？

2. 是否食用加糖食物？

3. 午后是否饮用含有咖啡因的饮品，或吃含咖啡因的食物（巧克力、咖啡口味的甜点或苏打饼干）？

4. 一周饮酒是否超过三次，以及是否吸烟？

5. 是否喜欢在晚上吃辣的食物？

6. 吃完饭后是否会反胃或者胃灼热？

7. 是否经常吃完饭不久出现胀气？

8. 是否经常吃完饭感到疲倦或出现脑雾？

9. 是否便秘或排便不畅？

10. 是否正在服用可能扰乱睡眠的一般药物、补充剂或消遣性药物？

得分：_____

激素失调型失眠：

1.是否处于女性更年期、准更年期或男性更年期？

2.是否患有多囊卵巢综合征？

3.月经是否不规律？

4. 是否有过经前期综合征？

5. 月经前一周左右是否有睡眠问题？

6. 上腹赘肉是否越来越多？

7. 是否经常感到烦躁、焦虑或沮丧？

8. 是否性欲不振？

9. 是否经常感到疲惫？

10. 是否经常出现脑雾状况？

得分：_____

1　失眠症患者一定要看这本书

如果你在与失眠做斗争，或是一周好几个晚上睡不着（或是睡不好），可能你会觉得自己得了失眠症，那么就大错特错了！这么说并不是为了让你觉得自己正常或保持乐观，不管你经历了持续性（慢性）失眠，还是短暂性（急性）失眠，你都与其他睡眠质量不太理想的人没什么两样，现在你不过是在与节律失调症状做斗争。任何症状的治疗都要治本——失眠的原因还有很多前文提及的因素。幸运的是，根据本书草拟的方案，极有可能助你根除失眠问题。

接下来的四章中，我们会介绍一些习惯，在阅读过程中，建议大家关注其中有助于缓解焦虑情绪、改变睡眠观念、制定长期睡眠时间表的做法，还要关注有助于养成白天获得足够运动量的习惯。除此之外，我们还强烈推荐诸位下载 CBT-I 应用程序。CBT-I 是专门针对失眠的认知行为疗法，是业界首推的治疗方法，疗效非常显著。该疗法可以帮你鉴别导致睡眠问题恶化的想法和行为，再以改善睡眠的习惯取而代之（听起来耳熟吧？）。制定睡眠改善方案时，可以考虑将睡眠应用程序纳入其中作为辅助工具。当然了，要是你依旧无法摆脱失眠的困扰——更确切地说应是失眠导致的各种问题（如焦虑）——那我们鼓励你寻求专业人士的帮助。

2　睡眠追踪技术可改变睡眠

无论你是使用电子设备、手机应用程序，还是用睡眠日志这种老办法来记录睡眠质量，我们都支持这种"追踪睡眠"的做法。这是因为有关睡眠情况的信息越多，就越能准确判断自己的睡眠方案是否可行、是否需要做出调整。同时，能得到定时反馈，即某些特定事物，比如喝杯酒（很可能不利于睡眠），或者睡前见缝插针做一组拉伸（很可能有助于睡眠）对睡眠的影响。说到底，要实现睡眠健康的个性化和最优化，睡眠追踪技术无疑是最好的方法之一。

选择一种睡眠追踪方法

每种睡眠追踪器的评估机制都不一样：某些设备带有传感

器，可将传感器置于脉搏之上，运用心率变异性（HRV）数据推断入睡时间和所处的睡眠阶段；某些设备会监测呼吸频率（也以 HRV 作为评估依据），此外还有其他更简单的技术，如直接依靠运动或声音传感的应用程序。这些技术囊括了从几百美元到完全免费的多款程序，可以想象，它们反馈信息的准确性和细节也存在很大差别。

下面是目前市面上一些睡眠追踪器的分类：

- 物理类追踪器（穿戴式的设备，可能是手环、智能手表或戒指，可以追踪睡眠情况和心率变异性）。
- 置于床垫之下的传感器（不需要穿戴任何东西，但有时会受到用户的伴侣或宠物的干扰）。
- 纯应用软件。
- 老派手法，按照本书为自我重置（第十章）提供的模板，用纸笔记录个人计划的执行进度。

至于选择哪个，真的要看个人喜好了。记住，睡眠不是中大奖，优质睡眠不是花钱买来的，没有任何睡眠追踪器能让你放下饼干，拿起瑜伽垫。归根结底，要看哪种追踪手段能让你做出必要的改变。需要注意的是，就所得数据的可靠性和准确性而言，这些追踪技术没有一项能达到黄金标准。但是，有一款多导睡眠图（PSG）堪称一绝，睡眠实验室常用来检测临床睡眠障碍（如睡眠呼吸暂停）的实验便能提供这样一份导图。然而，你一开始监测的只是睡眠模式，以及一些类似于你从实验室获取的测试数据的东西，这些数据准确且有用（这是最起码的，你即将把这些数据融入强大的新习惯）。在理想的情况下，你希望找到改进睡眠的模式，希望观察到每晚的睡眠如何随着生活的变化而变化，这就意味着要对每周的睡眠改善数据进行对比分析，或者以是否饮酒为参考查看不同日期的数据，或者对对早早停止喝咖啡与夜里还在喝咖啡的日子的数据，看看这个习惯会对自己产生何种影响。

最好的睡眠追踪系统会让你持续使用，全天不间断提供反馈信息，激励你做出切实可行的睡眠改善决策。

摆脱"睡眠追踪"的束缚

如果你是那种对睡眠追踪结果耿耿于怀，或是一夜睡眠不佳就感到不安的人，就别勉强自己用什么睡眠追踪器了！睡眠反馈旨在衡量睡眠质量是否达标，让你不再因为夜晚时光的流逝而惴惴不安，并非让你因为一晚上快速眼动睡眠期过短而忧心忡忡，或因为一顿午餐吃得不妥而自责不已。在理想的情况下，你可以一种客观甚至略带怜悯的方式看待自己的睡眠数据，只须关注当前的各项睡眠指标，并且确信从现在开始一切只会向好发展。如果你很难达到这种心态，那就说明睡眠追踪方法可能不适合你。这种情况下，你可以坚持自己的睡眠计划，跟着感觉走：想想自己休息得好吗？消化得好吗？注意力更集中了吗？别再玩"自责游戏"了，花点心思考虑如何改善健康吧!

尼尔就是个很好的例子，因为他总是为睡眠质量不达标而苦恼，所以对睡眠追踪器的感觉一直相当复杂……后来他对这东西越来越反感，直至放弃使用。对他有效的解决方法是每隔几个月使用睡眠追踪器进行"自我重置"，每次持续几周，特别是当他预感到有点不对劲的时候（生病更频繁、醒来更困难等），此法或许有效。结合生活习惯自查睡眠（比如喝一次强力提神咖啡，确认是否对健康不利），他可以着手了解睡眠时长是如何缩短的，特别是从入睡到醒来之间的时长是否持续缩短，或者确认一下这个时段是否缺少安宁放松的睡眠。

这么睡，不会累

3 解密睡眠：什么叫作优质睡眠

你可以跟踪记录自己锻炼时的心率及燃烧的热量，可以估算跑步时的个人生物测定数据，或记录饮食情况和营养素含量，新型睡眠技术和应用软件都有此类功能，甚至可以更加清晰地呈现你渐入梦乡的情况。多数情况下，睡眠追踪技术，尤其是带有传感器功能的追踪器，会记录睡眠潜伏期（入睡所需时间）、睡眠阶段（在深度睡眠期和快速眼动睡眠期等每一阶段的时长）、总睡眠时间（熟睡时长），以及睡眠稳定度（夜间醒来的频率）。

这些数据并非百分之百科学准确，但确实能让大家对睡眠状况有更深入的了解。以下是对不同睡眠阶段的介绍，帮助大家理解分析睡眠追踪器上的数字，进而判断自己处于通往惬意安眠之路上的哪个阶段。

- 睡眠潜伏期：一个身体健康、节律正常的人躺在床上，5~30 分钟就会自然而然进入梦乡，30 分钟后睡着也是可以接受的，5~15 分钟入睡为最佳状态。如果入睡时间长于 30 分钟，就得去前文（"你的失眠情况是哪种类型？"）找找原因了。

- 睡眠阶段：夜间睡眠是身体节律的一种节奏。每个完整的睡眠周期包含四个阶段，完美的睡眠一晚会经历 4~5

个周期。因为身体需要在每个睡眠阶段完成不同任务，所以仅仅进入某个睡眠阶段还不够，还要保持周围没有任何干扰，这对健康和整体节律都至关重要。这些阶段包括：

1. 第一阶段（非快速眼动睡眠）：由清醒到睡眠过渡。呼吸和心率变慢，肌肉逐渐放松，体核温度下降。此时，各种干扰和噪声很容易吵醒你。

2. 第二阶段（非快速眼动睡眠）：仍然处于浅睡眠阶段，但脑电波频率变慢，身体进入深度放松状态。此时θ脑电波控制着大脑活动，它能够提高学习能力、增强记忆力、强化直觉力。在这一阶段，θ脑电波会被名为纺锤波的短脉冲波阻断，研究证明，这类脉冲波有助于巩固大脑信息和记忆。

3. 第三阶段（非快速眼动睡眠）：该阶段是深度睡眠（亦称慢波睡眠或三角洲睡眠）的起始阶段。此时脑电波频率进一步放缓，心率和呼吸频率大幅降低，体温持续下降，肌肉完全放松。紧接着，人体开始释放生长激素（有助于保持身体肌肉的柔韧度与弹性），再生程序开启。大脑开始通过类淋巴系统"解毒"（为中枢神经系统清除废物），DNA 修复效果达到顶峰。这段时间也能检测到身体能量激增，为第二天的活动储存能量。

4. 第四阶段（快速眼动睡眠期）：这一阶段，大脑几乎只释放影响强大的慢三角波，这种波产生于深度冥想和无梦睡眠，有助于大脑在睡眠状态下恢复精力，让人在醒来时感觉精神焕发。在这一阶段，全身除了眼外肌，其余部分的肌肉暂时放松（呼吸系统和心血管功能照常），生动的梦境开始上演，脑电波看起来与清醒时并无二致。这一阶段是根据快速眼动睡眠期发生的"快速眼动"现象而命名的。睡眠周期的快速眼动期随着夜晚的流逝而不断加长，大脑会进行有益学习、记忆和情绪的维护工作。如果本人打鼾、伴侣打鼾、突发噪声、焦虑转醒、肌肉痉挛等干扰这一阶段的睡眠，大脑对日常事件进行分类和建立认知联系的能力就会受到干扰，最终导致精神难以集中、学习困难以及抑郁等一系列后果。

上述四个阶段悉数完成，睡眠的质和量才算达标。要睡得最沉、最香，身体不能直奔第四阶段，先要经历其他三个阶段，优质睡眠的顺序是：1—2—3—1—3—2—1—4。任何事都不能太急于求成，不能欺骗睡眠，欺骗自己。

在理想的情况下，每晚应保证 7~9 个小时的睡眠时间，其中应该有 1~2 小时是深度睡眠。

- **睡眠总时长**：非常简单，睡眠总时长是指一整晚四个阶段的睡眠时间总和。

人究竟需要多长时间的总睡眠？

坦率来讲，作为本书的作者，我们二人就算立志帮助人们改善睡眠，其实也不知道大家到底需要多少睡眠。目前，还是以美国国家睡眠基金会（NSF）的建议为准，即成年人每晚睡眠时长需达到 7~9 小时。我们比较认可这个时长，因为睡眠时间低于 6 小时会引发睡眠不足的所有副作用（本书第一章），睡眠超过 9 小时则属于过度睡眠，心血管疾病的发病率和死亡的风险均会增加。不过别担心，儿童和青少年不存在这样的睡眠风险，本书第八章会就这个群体的睡眠问题展开讨论。还有，即便你超过 65 岁，也不能任由睡眠时长变少，绝对不行！这一点在第八章也会谈到。但是，如果你是一名运动员或经常进行高强度运动，身体承受巨大的生理压力，就需要更多的睡眠来帮助身体恢复。

但是，正如尼尔证明的那样，对睡眠不佳的人而言，一开始别太关注那些鬼数据，多想想怎样才能睡得更多、睡得更好，这才是最要紧的。

- <u>睡眠稳定度</u>：很多睡眠追踪应用和设备都会显示用户夜间醒来的时间。目前为止，大家应该很清楚，夜间小便、查看手机、检查待办事项不仅会打乱各个睡眠阶段，还会干扰睡眠节律以及必要的有益生理过程。时不时醒来，然后立即再次入睡是成年人睡眠的正常状态。事实上，大多数成年人每晚都会醒来几次，因为我们每隔 90 分钟左右就会从一个睡眠周期过渡到下一个睡眠周期。然而，如果你的失眠原因是身体不适、伴侣吵闹、打鼾，或睡眠呼吸暂停、房间光线太亮、被窝过热，或精神崩溃（这些都是半夜醒来的常见原因），那么请确保你的睡眠方案能够解决这些问题（因为我们有解决方案）！

第三章

养成新习惯，
重置生物钟

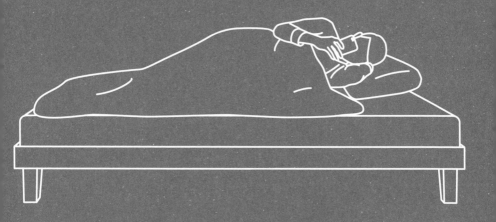

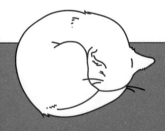

不管节律有多紊乱，人体的主生物钟都能自我重置。你有能力做到这一点——无须服用处方药，无须进行全面治疗，也无须借助昂贵的技术。你有能力获得轻松惬意、令人满意的睡眠，获得符合自然规律的睡眠。诀窍是什么呢？那就是养成简单的日常习惯。

无论白天黑夜，你做的每件事——所食之物、所做之事，以及所处之境——几乎会影响自身的主昼夜节律钟。要惬意安眠，就要依照前述各个方面，将一系列改善睡眠的习惯分门别类，让身体节律回归正轨。不妨这样想：每天，你都有 24 小时的时间让自身节律回归正常。

接下来的四个章节会帮助各位建立专属的睡眠改善方案。为此，你需要了解：

- 失眠类型。
- 关于睡眠的个性化生理需求（无论你是"夜猫子"，还是"晨起鸟"，本书第四章都会有详细介绍）。
- 自己的个人喜好及偏爱的生活方式（我们可是现实主义者，太了解各位的执行力了，看看各位的新年计划是不是都跑偏了……）。

接着，各位可以自行决定添加（或舍弃）某些习惯。

本书会推荐许多改善方法，旨在消除所有妨碍睡眠的因素，同时可以弥补诸位可能存在的不足之处。久而久之，这些方法定会带动人体主生物钟回归正常的昼夜节律，维持良好的体内平衡，保持激素平衡，并持续检测神经系统，帮助各位缓解焦虑情绪，减轻压力，保持沉着冷静的状态。

想达到目标，最重要的就是坚持。也许这个过程并不复杂，却绝非一蹴而就那样简单，其间要做出深刻改变，这个过程很可能令人不舒服，但不久的将来会让你受益匪浅。

只要记住：

- 不适是暂时的。
- 效果可谓立竿见影。
- 影响将是长久而深远的。
- 你可以操控全局。
- 即便磕磕绊绊，也总有机会从头再来。

若日日谨遵本书提供的种种建议，诸位很快就能听到自身的节律之音，感受到个人身心强健所有的律动。

1 为自己量身定制睡眠改善方案

接下来的四章里，我们列出了一些最具影响力的转变方法，若能改变这些习惯，你的睡眠迟早会有所改善。这些转变涵盖下列四个类别（亦是影响主要节律的主要因素）：

- 生活助眠。
- 运动助眠。
- 饮食助眠。
- 环境助眠。

把下面的内容看作一份睡眠清单，先浏览一遍，看看哪些不错。问问自己：哪些习惯会妨碍睡眠，需要摒弃？还有哪些可能遗漏的助眠习惯需要增加？接着结合自身情况混合搭配，因为这些建议有利无弊，皆有助于改善目前的睡眠情况，你只需要坚持就好。

可以从小处着手，先少培养几个习惯，随着时间的推移，不断加入更多习惯；也可以深入探究全新的睡眠改善方案，直击对睡眠影响最大的生活领域。改变的程度和速度都取决于你。无论采用哪种方式，我们都强烈建议你从自我重置（本书第十章）开始，这样才可能建立最坚实的节律矫正基础，获得立竿见影的效果。

在理想的情况下，你的方案应该有两个等级：

等级一：通用基础方案

这些方案会惠及所有人。确保卧室光线昏暗，床垫有支撑力，上床睡觉时不再看手机。这些步骤不仅可以助眠，而且是睡眠健康的重要组成部分，如果你还纠结于激素问题或菌群问题，那么这些方案也未必见效。

等级二："私人定制"处方

这些建议是根据个人失眠类型量身打造的，针对性强，效果显著。完成这些步骤有助于全身重置，重新校准生物系统，从而规范身体节律、改善睡眠。

以下为两种方案皆可涵盖的内容：

- 压力/焦虑：平复交感神经系统，减少皮质醇夜间分泌量。
- 节律：与自然光同步，建立固定的睡眠时间表，形成有规律的日常饮食。
- 环境：移除干扰睡眠的物品，改变睡眠环境（卧室）中直接妨碍睡眠的因素。

- 激素：增强自然激素节律，养成平衡激素分泌的习惯。
- 营养：调整体内菌群不平衡的状态，避免摄入干扰睡眠的食物。

在制定自己的方案前，牢记以下几点：

我们不是纯粹主义者：这些建议终归要服务现实生活。诚然，我们对某些睡眠应用软件颇为青睐，比如利用声波促进深度睡眠的软件，以及提供指导性冥想的睡眠软件。我们建议睡觉时不要把手机放在床边，手机发出的蓝光和电磁辐射会干扰褪黑素的正常分泌。我们不想扫各位的兴，只是意识到在追求睡眠的过程中，没有"四海皆准"的选择，只有最适合自己的选择。如果你正试图挣脱睡眠严重不足的泥淖，那么使用这些应用软件可能比直接进入绝对免打扰模式有效得多。选择效果显著且有助于睡眠的习惯，如果奏效，细节问题就别细究了。

再强调一次，这就是现实生活：再说一次，改变睡眠的唯一方法就是改变生活——忙忙碌碌、变幻莫测、异常真实的生活。尽可能始终如一地坚持这些习惯，哪怕意外频发，你也会坚定地走在通往成功的道路上。这些习惯的目标是共同为身体节律创造新的正常基准。这样，即使偶尔出现深夜出行、孩子整夜呕吐、沉迷学习难以自拔等情况，也不会乱作一团、不知所措。另外让自己重回正轨（若能提前做好规划，兴许还能给自己带来更多安全感）的关键在于，生活会继续，小问题也会出现，这些习惯会帮你做好更充分的准备。

睡眠常识常记心间：睡眠管理过程是全天候的，24 小时昼夜循环中所做的种种选择都会影响夜间睡眠方式，各位需要将不同时间段与不同习惯进行整合，这样才能与你的节律同步，提供 24 小时不间断的睡眠支持。为帮助大家了解这些习惯哪个时间段最有效，我们为每个条目添加了以下图标：

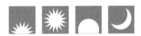

别让目标打折扣：我们希望各位能获得更充足更好的睡眠，在理想的情况下，大家应该争取每晚睡 7~9 个小时。也许立即达成目标并不现实，但要相信这个目标终能实现。

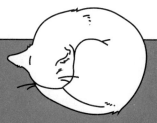

第四章

生活助眠

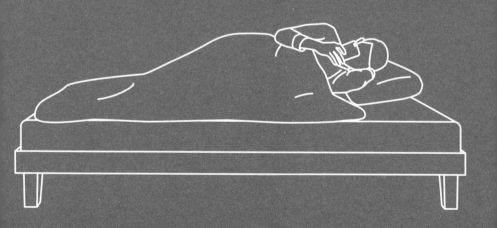

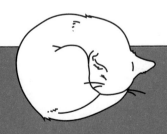

其实获得整夜安眠，重回早睡早起、神怡气爽的生活的秘诀简单又有效：以健康生活助眠。日间的行为习惯必须与夜间的高质量睡眠和谐统一，因为贯穿日间的行为方式以及种种感受决定着夜晚身体能否惬意安眠。

对于本章提到的诸多习惯，你必须历经白昼黑夜才能养成，其益处也需要时间实现不断积累，这样才能重新校正并保持睡眠节律。所做之事和做事时间对习惯的养成至关重要，只有两者匹配时，主生物钟才能逐渐调整到更加自然的节奏。

另外，要知道这些习惯都有不可避免的"副作用"，但是是好的"副作用"：若焦虑缓解，内心平和，精力充沛，压力变小，性高潮更频繁，呼吸更自如，各位记得给自己的医生打个电话，告诉他们你一时半会儿不用去医院了。

1　建立对睡眠的正确看法

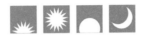

本章和随后几章会介绍一些改善睡眠效果显著的行为习惯，这些习惯均由科学认证、专家认可，在今后的生活中会对睡眠产生积极影响。但是能确保成功改善睡眠的重要习惯很可能不是生理方面的，而是心理方面的。也就是说，没有 100% 的决心做出改变，这些习惯也就不会产生显著效果。我们建议你在规划中添加的第一个习惯是改变对睡眠的态度和观念。

如果你一直试图用一些适得其反（和虚假）的睡眠传闻安慰自己，现在是时候摒弃以下这些传闻了：

- 我无法控制自己的睡眠。
- 我的母亲 / 父亲有睡眠问题，我遗传了他们的睡眠问题。
- 人上了年纪，睡眠自然而然就会变得不好（第八章会对此做深入讨论）。
- 睡眠不好没什么要紧的。
- 睡不好不会影响其他方面的健康状况。
- 只需要周末补一觉就行。
- 吃安眠药就能解决问题。

- 自己没办法解决，只能依靠睡眠专家和他们给的建议。
- 我生来如此，失眠、频繁醒来、睡觉很轻等。

现在，请使用睡眠的积极表达，跟我们重复：

- 睡眠影响着健康的方方面面。
- 我有能力改善睡眠。
- 我有改善睡眠的工具。
- 我白天做的所有事都对睡眠有或积极或消极的影响。

在"改善睡眠"这条道路上艰难行进的过程中，有一种方法能让我们保持积极乐观的态度：观察体重刻度的向好趋势。尽管体重不是终极的健康指标，但确实能让人看到进步。多睡 15 分钟与整晚睡眠相比不值一提——假设每晚睡 8 个小时，15 分钟只占区区 3%。很难观察到额外的 3% 睡眠会对健康有多大影响：循环系统改善 3%，新陈代谢提高 3%？如果体重减少 3% 就会很明显，减掉 200 磅体重的 3% 相当于减掉 2.7 千克左右。其实，重置睡眠节律时，增加 15~30 分钟的高质量睡眠算是很大进步了。若能长期坚持，则大有裨益。

2 规律作息终止社交时差

人体主生物钟的活跃时间具有稳定性。毕竟日出和日落的时间变化不大。太阳绝对不会因为想出去喝几杯就把时间表往后调，而人类为了满足社交以及个人需求，往往很乐意重新安排日程。因此，我们的"睡眠—觉醒"时间毫无规律：有时很晚才吃晚餐；有时熬夜学习；有时放肆看电视；有时早起练瑜伽，早起上学，早起开会，周末则自由散漫，因为拼命想把一周亏欠的觉补回来。于是，我们深受其扰，这就是研究人员所说的"社交时差"，即社会节律与生理节律无法协调导致的身体系统紊乱。

社交时差的影响与旅游时的时差反应相似：疲惫、脑雾、消化问题、一团乱麻。试想如果这种情况每天发生，其影响就会越来越严重，问题越来越明显。最新研究发现，睡眠时间以及睡眠时长不固定的人患肥胖症、高胆固醇、高血压和其他代谢疾病的风险会增加。另一项研究发现，周末狂补觉比单纯长期缺觉更不利于控制血糖水平。[39]

本书作者弗兰克已经注意到，大部分患者遇到睡眠问题（以及随之而来的健康问题）时，社交时差往往是罪魁祸首。

在纽约市进行的实地调查发现，人们更看重日程安排和工作效率，而不太关注稳定且有益健康的生活节律。为此，弗兰克决定率先进行研究，看看社交时差出现时，身体会出现怎样的变化。当然，研究结果并不乐观！由此可见，大家赶紧放弃这个念头吧，别总想着在周末"储存"更多睡眠，补上一周缺的觉了，大脑可没有分期还"睡眠债"的概念。

我们得承认，让身体节律回归正轨最有效的办法之一就是遵守稳定规律的"睡眠—觉醒"时间。这也是所谓的"睡眠稳定性"，是失眠症认知行为疗法的基本方法之一。这种办法本质上不过是选定睡觉和起床的时间，然后每天（包括周末）雷打不动地执行。* 最终你会养成一种习惯，你的身体对这一习惯非常熟悉，且能做出预判。

> * 我们可不是总能按时早起的小怪兽，好在那些研究人员也不是，他们发现每周赖床一天还不至于打乱睡眠节律，有些人甚至可以每周睡两次懒觉，当然，如果早晨睡过头不断推迟你晚上就寝的时间，就赶紧回归自己原来的睡眠时间表吧。

选择适合自己的睡眠时间表

不需要复杂的公式，只要利用最基本的计算方法：算算自己早上想几点起床，倒推出最佳就寝时间，记得将自身的最佳睡眠时长（7~9 小时）计算在内，还要考虑饭后 2~3 小时为理想的入睡时间。具体几点睡觉、几点起床并不重要，重要的是作息时间要规律、要稳定。

另外，还需要考虑自己的睡眠类型，比如，你是早起活力四射型（百灵鸟型），还是晚睡精神百倍型（猫头鹰型）？只有搞清楚睡眠类型（接下来要讲的内容），才能更清楚地了解如何创造适合自己独特生理偏好的节律。

3　与自己的睡眠类型和解

尽管人类生来便自带 24 小时昼夜节律，但所有人的节律并非完全相同。最明显的例子就是，有人喜欢早起，迎着日出起床会感到心情舒畅；有人深夜时的状态最好。你属于第一种类型，还是第二种类型，或者介于两者之间，这要看你的"睡

眠类型"，或者说由基因设定的 24 小时作息时间。根据自己的睡眠类型，选择合适的"睡眠—觉醒"时间表，有助于形成自然节律，久而久之，你就能自然睡、自然醒，自如工作了。

如果有以下表现，你就是百灵鸟型（大约 20% 的人属于这种类型）：

- 黎明时分起床，着急出门。
- 早上 6 点前起床（不设闹钟），晚上 9 点左右开始犯困。
- 早上不会过度依赖咖啡因醒脑。
- 午餐前几个小时头脑最敏锐，工作效率最高。
- 下午大脑敏锐度开始降低。

如果有以下表现，你就是猫头鹰型（大约 20% 的人属于这种类型）：

- 喜欢熬到半夜。
- 上午 10 点左右自然醒，凌晨 3 点前不想睡觉。
- 想起早点就得设闹钟，白天想保持清醒要依靠大量咖啡因。
- 下午才算真正开始这一天——天色未晚时头脑清醒，深夜时工作效率最高。

你也可能是蜂鸟型（大约 60% 的人属于这种类型）：

- 百灵鸟和猫头鹰型都有自己的偏好，而蜂鸟型介于两者之间，不会特别要求自己什么时间该做什么事。一些蜂鸟型的人作息更像百灵鸟型，而另一些则偏向猫头鹰型。

睡眠类型可以重置吗？

我们知道，早睡早起的好处显而易见。现代社会节奏加快，上学和上班的人都得早起，习惯早睡早起的人往往能获得更优质的睡眠，其身体更健康，患心脏病和糖尿病等疾病的概率更低。熬夜的猫头鹰很难变成早起的小百灵。尽管睡眠类型是由基因决定的，但是从技术层面上还是可调的。事实上，睡眠类型会随着各种因素的变化而变化，如季节、年龄、纬度、夜间持续接触强光，以及睡眠态度的转变（比如，青少年普遍认为只有小孩子才早睡）等。但是，这种变化并非总是向好的，要谨慎，毕竟睡眠是你独特生理机能的一部分。我们建议你首先评估由 DNA 决定的睡眠类型，也许可以找到方法让身体接受变化后的自然节律。如果早睡早起更符合你的生活方式，就可以调整睡眠类型——如果你能因此获得更多睡眠，我们赞成这么做。你一定要确保能够长期坚持这个新时间表，否则就有可能出现前文所说的社交时差，把你的睡眠节律搅得混乱不堪。

这么睡，不会累

改变睡眠类型的小妙招

如果你是早起的小百灵

- 傍晚或晚上花点时间待在户外，最好散个步。
- 傍晚或晚上做点运动，也可以在以前的基础上增加活动量。
- 适当参与晚间社交活动，这能让自己在当天晚些时候保持活力。

如果你是晚睡的猫头鹰

- 调暗晚上房间的灯。
- 拉开窗帘睡觉，让自然光唤醒清晨的你，保证醒来后的第一件事就是接触自然光。
- 起床后尽快出门溜达溜达，散散步。
- 周末不要睡懒觉（社交时差问题解决后，睡懒觉的频次会降低）。
- 晚上不要运动，也不要做刺激性活动，比如看电视或者处理工作。

如果你是可早可晚的蜂鸟

- 首先确定采用哪种睡眠类型（是百灵鸟型，还是猫头鹰型）对自己更有益，然后遵循相关建议即可。

4 与阳光同步，减少人造光源

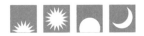

虽然光照不是影响日常节律的唯一因素，却是最重要的因素。光照是身体设置生物钟所依据的最强信号：有光就是白天，无光就是黑夜。唯一的问题是（办公室里、街道上、卧室里以及电子屏幕前）人工照明的存在，这会干扰身体准确感知外界信息。可以想象，昼夜节律紊乱时，夜晚难以入眠，清晨起不来床，细胞和系统不再是能通力合作的团队，整体健康状况受到影响。实际上，这种黑白颠倒的生活就是弗兰克的患者健康问题的最常见根源之一。

细胞内根植的程序要求你的昼夜节律素来与阳光同步。但是，视网膜深处向大脑传输信号的感光细胞无法区分自然光和人造光，于是身体系统越来越乱。

- 夜间：身体接触强光时的反应与白天相同——抑制褪黑素分泌，入睡困难。
- 日间：身体不知如何处理不似阳光那般强烈的室内光线，导致体内刺激大脑保持清醒的神经递质减少，还会减少血清素含量，该物质不仅会令人身心愉悦，还会在夜间转化成人体所需的褪黑素。

人造光源，人造节律

现代光照环境——室内照明、电脑屏幕以及其他设备——无时无刻散发着光亮，它们神奇且益处多多，但同时干扰着人们的日常节律。一天中大部分时间我们待在室内，来自阳光的刺激信号越来越少，大脑会因此受到干扰，不知一天中何时该分泌褪黑素、何时该减量。晚上家里灯火通明，坐那儿悠闲地刷新闻推送、看电视时，大脑也一样无所适从。于是，我们无意间会操控着自己的生物钟，让身体无从得知何时该上床休息。

有一项研究阐明了人造光源对日常节律产生的影响：所有参与者都生活在自然环境中，白天阳光充足，夜里基本没有光。这时参与者体内形成了褪黑素循环：黄昏时分开始分泌褪黑素，午夜左右其含量达到顶峰，黎明时分慢慢减弱。然而回归现实生活后，他们的生物钟推迟了整整两个小时，褪黑素含量在天黑后才开始增加，早晨起床后才开始下降，就算夜猫子也没办法适应这种节律。[40]

要改善这种状况，就得试着穿越到史前生活，学学穴居时代人类祖先的做法。他们的作息肯定与太阳同步，趁着天光劳作，伴着暮色歇息。

大家都明白，完全避开人造光源是不现实的。但是要注意日间和夜间接触这类光源的频率，争取多与自然的阳光和暗夜相伴，这样才有助于回归符合自然规律的生理节律。下面"沐浴阳光，获得节律"和"还夜晚以黑暗"两个专题中，我们会为各位读者详述究竟该怎么做。

5　沐浴阳光，获得节律

沐浴阳光，整个身体会加速进入清醒状态，自动形成固定的昼夜循环模式，夜间睡眠质量会得到改善，清晨醒来自然神清气爽，精力充沛。研究表明，清晨接触的自然光越多，整个人就越机敏[41]，压力和沮丧情绪就越少。[42] 这得益于皮质醇的补充，以及令人身心愉悦的血清素、多巴胺等激素、增强免疫力的维生素 D 等物质的正常分泌。据说，日间沐浴阳光会降低夜间人造光源对身体的影响，因为白天的太阳光更亮，身体会以此为参照建立基准，相较之下，夜里的灯泡和屏幕的光线要暗很多，干扰性和刺激性也不可与阳光同日而语。（这可不代表诸位可以忽略下一小节"还夜晚以黑暗"提出的建议。）

睡眠改善方法：接触阳光

起床一小时内，尽量接触自然光照。拉开窗帘，（尽可能）让卧室充满阳光，或者到户外待 30~45 分钟，这样效果更好。甚至可以伴着阳光晨练，以获得符合自身最佳节律的额外能量。别担心，即使是阴云密布，依然能享受晨光，因为阳光能穿透云层。

一天之中，要尽量多接触阳光。理想状态是每天累积两小时的自然光照时间，哪怕只是在窗前坐会儿或者绕着街区快走一圈也好。这似乎是件苦差事，要记住，如果整日待在室内工作，身体无法接触阳光，其就不会得到"何时做何事"的正确指令。由此可见，与阳光亲密接触能确保你获得梦寐以求的完美节律。

一款好灯，健康人生

卡斯珀团队致力解决诸多睡眠相关问题，其中最普遍的便是人造光源照射问题，而尼尔要解决的就是这个问题。他想以一种影响较小（有时甚至是有益无害）的方式将人造光源引入人们的生活环境。他和卡斯珀团队意识到，如果有一款灯可以设定为清晨逐渐变亮，以此来代替闹钟，那身体自然会停止休息，从而回归自然节律（他们还进一步发明了自调光蓝灯，夜里灯光会逐渐变暗，后文会详细介绍这款灯及其效能）。这些灯不能代替自然光，可如果你的卧室一片漆黑，放几盏这样的灯还是很赞的。

6 还夜晚以黑暗

曾经有人说，光就像一杯咖啡。就其本身而言没有好坏，要看人们何时用它。和咖啡一样，自然光有抑制褪黑素分泌、防止瞌睡的作用，能让你在清晨能量满满，精神百倍。如果夜晚也接触与白天同样多的人造光，大脑就会在该休息的时间依然亢奋，与喝了杯不合时宜的拿铁一样。结果，原本日落而息的睡眠周期推迟至深夜，身体默认的睡眠时长少于实际所需的睡眠时长，睡眠质量也会大打折扣。

以下内容需要了解：

- 睡眠障碍以及健康问题与夜间光照过强密不可分，美国医学会发表声明确定了这一说法，并呼吁开发不会干扰"睡眠—觉醒"周期的照明替代技术。
- 任何类型的光都会抑制褪黑素分泌，但夜间蓝光影响最大。蓝光指的是蓝色波长的光，通常来自电子产品的屏幕和某种节能灯。蓝光本身没有害处（蓝光的主要来源是阳光），但和上文的咖啡类比一样，诸位在夜里肯定想避开蓝光的刺激。

- 即使暗淡的光线也会影响昼夜节律以及褪黑素的正常分泌。研究人员发现，小到 8 Lux（勒克斯，相当于一盏台灯的亮度）的光照都会影响身体节律。设置夜间模式和蓝光拦截模式有益于睡眠，光线亮度同样也会影响睡眠。

可以采用以下方法：

- 如果手机带有暖色调"夜间模式"，请调高强度（网上有很多操作指南）。
- 使用台式机、笔记本和其他电子设备时，请切换到"黑暗模式"或"夜间模式"（虽然无法解决蓝光问题，但整体亮度是可控的）。
- 给电视、智能手机、电子书阅读器以及其他电子设备的屏幕加上蓝光滤光片（较薄，通常覆盖在屏幕表面）。也可以佩戴防蓝光眼镜，即便称不上帅气逼人，也绝对算得上外观端正。
- 睡前两三个小时避免接触屏幕光照和人造强光。比较可靠的方法是什么？设置"电控日落"闹钟，可以设置成自动调节模式（一些手机在使用一段时间后，其亮度会自动降低，切换成暖色调），或者直接定个闹钟，提醒自己调暗灯光。
- 白天接触较多自然光照会降低身体对人造光亮度的感知

能力。

- 使用更加智能的照明工具，比如智能灯泡，夜晚会发出微红暖色调的光，白天则会切换成蓝色冷色调的光。除此之外，这些灯泡会在早晨逐渐变亮，夜晚逐渐变暗。有些灯还能与手机上的应用程序相连接，动动手指就能控制家里的照明情况。

7　别让压力影响睡眠

干扰睡眠的因素为数不少，如果非要从中选出影响最大的，压力绝对当仁不让，可位居榜首。尼尔本人的睡眠经历就能证明压力会明显影响睡眠的质量和时长。弗兰克在日常诊疗过程中常常也有这样的发现，有时甚至会陷入恶性循环：总是担心压力会导致自身睡眠不足，而这样的担心只会造成更大压力。这就是典型的"筋疲力尽"死循环。越来越多的研究证实，压力不利于睡眠，这样的相关关系对各个年龄段的人都有影响，包括儿童、青少年，特别是长期忍受学校压力及社会压力的中学生。

我们觉得，如果你已经捧起这本书，就没必要让科学家来告诉你压力对睡眠的影响（大脑亢奋、心悸、胸口发紧）有多么严重了吧！压力或焦虑也很可能是你的失眠类型之一。你绝非个例。根据美国心理协会的说法，43% 的美国人表示，压力导致他们每个月至少有一天晚上失眠。

但是，听着，你永远无法完全逃避压力。只要在这世上生存，注定要经历重重压力。由此可见，减少压力并非正解，学会应对压力才是良方。

压力是什么？

简而言之，当大脑感知到"威胁"时，会触发一连串化学反应，让身体做好迎战的准备。肾上腺向血液中注入肾上腺素，促使交感神经系统保持高度警戒状态：呼吸开始急促，以便吸入更多氧气；脉搏快速跳动，血压飙升，利于血液流向肌肉；血糖急剧上升，为身体提供更多能量；消化系统暂停运转，保障更重要的身体机能（比如清理体内"垃圾"）的能量供给。与此同时，下丘脑－垂体－肾上腺轴（下丘脑、脑垂体和肾上腺的复杂集合）会释放皮质醇，确保身体长期处于高度紧张状态。我们称这种急性应激反应为"过度觉醒"。

从生物学角度来看，人体自带制止这种应激反应的机制。下丘脑－垂体－肾上腺轴认为威胁解除后，会停止分泌皮质醇，副交感神经系统逐步控制身体机能，应激反应开始消退，身体会回到舒适、放松的休息状态，体内平衡得以恢复。

唯一的问题是，许多人会陷入过度觉醒状态，这在很大程度上是因为：很多时候，大脑将一切事物（而不只是过去威胁人类生存的天敌以及食物短缺情况）都视为压力。工作截止日期、意料之外的邮件、交通拥堵、沉迷社交媒体带来的负面情绪，对流行病的恐惧，以及未知事物引起的恐慌和焦虑等都会导致应激反应。除此之外，细菌和病毒、环境毒素、噪声污染、过敏原、辐射、食物过敏、加工食品、糖、酒精和慢性过度刺激等也是产生应激反应的因素。

难怪大多数人一遇到压力问题便束手无策。

压力如何影响睡眠？

过度觉醒通常被视为导致慢性失眠的主要潜在因素。这很好理解，如果大脑和身体长期处于亢奋状态，体内皮质醇含量较高，就会扰乱睡眠生理周期。大部分人在睡眠受到压力影响后，整天都会处于过度觉醒状态。晚上，持续高压带来的影响愈发明显，会使人无法入眠或者半夜醒来难以再次入睡。躺在床上，毫无睡意，思绪万千，而失眠带来的焦虑和压力感还会加剧这种情况。睡眠不足本身就是一种压力刺激源，失眠人士往往对压力更敏感，更易被压力所左右，陷入难以入眠的恶性循环。

学会与压力和平相处，和谐共"眠"

人们无法控制外部压力，但是可以控制自身对压力的反应，如此才能最终解决肾上腺和皮质醇含量起伏不定的问题。这个反应过程一开始就是为了让身体更自然地顺应生理节律。

这么睡，不会累

没有"四海皆准"的解决方案，尼尔以及弗兰克大部分患者经历的睡眠改善之旅说明我们需要改善身体一直以来的抗压方式，需要采用分层治疗长期方案。令人欣慰的是，通过整合睡眠改善方案，每天，各位患者都能有效舒缓压力。以下内容需要重点关注：

- 练习放松技巧。冥想和深呼吸两种做法尤其有助于舒缓过度觉醒问题，不仅是睡前有效，整个白天都有效，能让你更加轻松地进入平静、安宁的睡眠状态（详见第五章）。讲真的，现在就去深呼吸 10 次，咱们看看会怎样。

- 每天都运动。长期运动包括打理花园、出门遛狗、陪娃玩耍等功能性活动，不仅有助于减压，还具有独特的助眠效果（详见第五章）。

- 寻求内部（消化）平衡。饮食和消化健康（尤其是肠胃）对精神状态和抗压能力影响极大。糖分、加工食品和酒精等会加重身体炎症，颠覆激素平衡，迅速引发过度觉醒问题。本书第六章的所有建议都会助您建立更加稳定的激素平衡基准。

- 找到自身的节律。要改进压力管理水平、提升睡眠质量，最有效的方法之一便是回归节律。在本书的两位作者看来，这也是整个睡眠问题最重要的方面。随着大自

然的 24 小时"睡眠—觉醒"周期，调整自身节律，每
靠近一步，都会距离惬意安眠的夜晚和怡然自得的白天
更近一点。

现在就行动

　　如果上床之后发现自己辗转反侧了 20~30 分钟还是没办
法睡着，就别勉强，可以做一做不具刺激性的放松活动，如读
书、写日记——确保使用暗光（详见前文"还夜晚以黑暗"部
分）——还可以试试（第五章"规律呼吸可降低大脑觉醒概
率"部分规律呼吸提到的任何一项）呼吸练习，直到放松下来
为止。

8　睡前做"自我断电"练习

　　全天的活动都会影响夜晚的睡眠情况，而一天结束之际
放松的方式也会对睡眠质量以及睡眠时长产生影响。人们觉
得自己先来个 16 千米 / 小时的快步走，然后停下就能快速入

睡。但是这种方式身体可吃不消——身体不是能随意关闭的机器。睡眠是个过程：身体会随着落日西沉逐渐做出反应，体内褪黑素含量会慢慢升高，协调全身数百个新陈代谢系统，以助于夜晚舒适安眠。另外，人类身体偏爱稳定，更希望确认每天进入睡眠模式的具体时间。因此在给患者的重要建议中，弗兰克总会提到这一条：每晚"自我断电"须成为一个长期坚持的习惯。

要知道，在进被窝前 60~90 分钟时，睡眠就已经开启了，此时诸位应把脚从油门上慢慢挪开，然后轻轻踩住刹车。也就是说，此时应当停止可能具有刺激性的活动，做些安神舒缓、能让人沉心静气的事情。千万别看扰人心绪的电视节目，别上跑步机飞跑，也别开通明的顶灯。这样做是为了尽量让神经系统平静、放松，以形成睡眠周期。实际上，本节推荐的睡前习惯在本书其他地方也多有提及，因为这些习惯可以促进休息、保持节律。

9　理想睡眠习惯自查清单

睡前 90 分钟

- 调暗灯光（详见本章第四节）。
- 将电子设备切换成夜间模式，以及（或者）佩戴防蓝光眼镜，或者利用滤光片阻挡蓝光（详见本章第四节）。

· 泡个热水澡，或以温水淋浴（详见本章第十节）。

睡前 60 分钟

· 关闭电子设备。这样做不只是因为屏幕蓝光会干扰褪黑素分泌（详见本章第四节）。就像消化系统需要时间消化和代谢睡前所吃的食物一样，大脑也需要时间消化和代谢一天的信息，包括从手机、电脑以及电视上获取的所有信息。

· 开始平复神经系统。可以听点鲍勃·马利的音乐，而稍稍吸入些安神精油（说不定）也有用（详见第七章第八节）。

睡前 30 分钟

· 做点恢复运动（详见第五章第三节），以及轻柔的舒展动作，或做呼吸运动（详见第五章第五节）。

· 读一本好书——可以一页一页翻的纸质书。

· 酝酿性欲（详见本章第十二节）。

10　泡热水澡促进分泌褪黑素

对于泡热水澡的做法，讨论改善睡眠方法的文章通常觉得不值一提，我们也预料到人们对此会嗤之以鼻，因为这种方式略显不切实际——似乎有点"娇奢"的意味。但是泡澡并不是拥有温泉般的浴室和大把时间的那些人的专属。科学证明，泡澡不仅可以促进睡眠的生理过程，增加夜间深度睡眠时长，还能愉悦身心、舒缓放松，大部分人睡前花 20~30 分钟就能完成，也没什么坏处。

晚上（大约睡前两小时），人的体温会自然下降。所以，模拟这种下降过程可以促使大脑分泌褪黑素，帮助身体稳固自然节律。而泡热水澡就能达到这种效果（温水淋浴也是如此，但效果稍差些），泡澡时，人体核心温度会升高 1℃~2℃，洗完又会迅速下降。这是因为血管扩张，使多余的热量发散到空气中，此前恒定的体温陡然下降，身体有可能更快入睡，深度睡眠的时间也更长。

夜间泡澡"处方"

睡前一两个小时泡澡（对有些人来说，临上床前泡澡会适得其反），泡上 20~30 分钟即可，也可以视情况多泡一会儿。

下列泡澡"处方"可供选择：

·泻盐：所含的镁元素有助于提高人体内 γ- 氨基丁酸
（一种促进睡眠的神经递质）水平。

·精油：可以缓解焦虑和压力，促进睡眠，通常气味宜
人。后文第七章第八节会介绍多款舒缓身心的精油。

·暖光：调低灯光亮度，避免褪黑素分泌受到干扰——烛
光浴让人放松是有原因的。

11　止住鼾声，远离睡眠障碍

在理想的情况下，夜晚的呼吸应该无声、安静、轻松自
如，能够帮助人们进入深度睡眠，恢复身体机能。打鼾（以及
稍后会详细讨论的睡眠呼吸暂停）是不正常或不健康的。然
而，40% 的成年人有打鼾现象，如果不加以控制，很可能会
扰乱夜间睡眠，令人错失快速眼动睡眠带来的益处。更何况打
鼾还是安静睡眠环境的主要噪声污染源，也会造成枕边人无法
安睡，精神不振。

打鼾是由于睡觉呼吸时空气受到阻力，补救措施就是清除
阻碍，大多数人还是幸运的，只要稍稍改变习惯、调整睡姿，

或者采用治疗打鼾的产品和 / 或技术，问题就能解决。打鼾的情况各不相同，对症下药的过程难免需要反复试验、试错，需要混合搭配产品和技术才能奏效。

假如不确定自己是否打鼾

大多数睡眠追踪应用程序和设备都有内嵌音频传感器，能告诉你自己是否打鼾。

止鼾清单

- **改变饮食**：遵循"饮食助眠"（第六章）以及自我重置（第十章）中肠道治疗的建议，体重会下降，炎症发生率也会降低，嗓子生痰的情况也会减少，而这些都能根治打鼾。
- **不要饮酒**：酒精会导致全身肌肉松弛，包括喉部肌肉，这会加剧打鼾。至少睡前 5 小时不要喝酒。
- **不要服药**：安眠药和镇静剂对打鼾的影响与酒精相同。
- **停止吸烟**：吸烟会刺激鼻腔隔膜和喉部隔膜，从而堵塞呼吸道，导致打鼾更严重。
- **锻炼口腔肌肉**：鉴于打鼾有可能是口腔和喉腔肌肉无力

引起的，部分相关这两款应用程序可以促进双唇、舌头以及喉腔的锻炼，解决这些部位潜在的不平衡问题，改善夜间气流鼻腔受阻情况。

- 把头部垫高：有些人只需稍微提升头部高度打开气道，便可缓解打鼾问题。你可以加个枕头，也可以放个可调节底座，使枕头与床垫形成较小（但有效）的倾斜角度。这些选择都不错，性价比也高，根本不需要花钱买单侧可抬高的床垫。

- 接纳新事物：智能枕头和止鼾胸带这类新产品都可以监测打鼾情况，有的通过轻微震动提醒你变换睡姿，有的启动小气筒，给枕头下的气囊充点气，从而改变枕头形状，让睡眠更舒适。

- 采用老办法：有时候止鼾鼻贴就足够了，这类产品能够打开鼻腔，促进更多气流通过。大多数药店都能找到价格便宜的普通款鼻贴，但是，那种塞入鼻孔的止鼾鼻塞就有点小贵了。

关于睡眠呼吸暂停的重要说明

打鼾可能是睡眠呼吸暂停的表现，这是一种夜里呼吸突然停止的严重睡眠障碍。睡眠呼吸暂停包括三种类型，最常见的是阻塞性睡眠呼吸暂停，这是由喉腔软组织和舌根气流受阻，以及鼻腔呼吸受阻造成的。据估算，超过 75% 严重阻塞性睡眠呼吸暂停综合征的病例无法得到诊断和治疗，这会增加患心脏病、糖尿病、脑卒中、充血性心力衰竭、阳痿、胃食管反流症、失眠以及呼吸系统疾病（包括新冠肺炎）的风险。

如果怀疑自己患有阻塞性睡眠呼吸暂停综合征，我们强烈建议去找医生诊断和治疗。针对性的治疗方案多种多样：从简单改变生活方式（减肥、戒酒、戒烟），使用持续气道正压通气疗法，接受手术治疗，到佩戴口腔专业领域（研究矫正遗传性畸形牙齿）支持的先进面部"装备"，等等，不一而足。

12　和谐的性生活可以提高睡眠质量

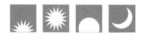

床不仅是用来睡觉的——在被子下面做个爱或自慰也没毛病。这个建议不仅在逻辑上讲得通，更是因为大量研究表明性高潮在很多方面都利于睡眠。因为高潮过后，大脑、神经系统、肾上腺以及脑垂体会释放以下愉悦身心的激素：

- 后叶催产素：即"爱情激素"，与他人做肢体亲密接触（如拥抱、抚摸、做爱）时会释放这种激素。性高潮期间，后叶催产素处于上升水平，会产生镇静效果，降低皮质醇含量，帮助褪黑素发挥作用，实现深度睡眠。

- **血清素**：其对产生褪黑素以及保持正常的"睡眠－觉醒"周期至关重要，同时，也会增加深度非快速眼动睡眠期时长。

- **去甲肾上腺素**：其是一种激素，也是神经递质，部分神经系统利用它平衡全身应激反应，调节睡眠周期。这种激素参与合成褪黑素，而且其释放量在快速眼动睡眠期会明显上升。快速眼动睡眠和非快速眼动睡眠之间的循环是夜间睡眠的关键环节，而这个过程在很大程度上与血清素和去甲肾上腺素的相互配合有关。

- **催乳素**：其与性生活的愉悦感有关，同时入睡后，这种激素的水平也会自然提高，因此睡前多分泌催乳素对身体有益。不过要提醒一下：催乳素分泌量与性高潮和性满足的质量存在内在联系。男性通过做爱达到性高潮时产生的催乳素比自慰高四倍，女性需求得到满足时，其体内的催乳素水平也会提高。也就是说，无论是与伴侣共赴高潮，还是自慰获得快感，其间产生的催乳素都有助于改善睡眠、增强免疫力、提高生活质量。

- **后叶加压素**：其会在发生性行为过后直接注入大脑，与催产素共同作用，提升性爱的整体体验，让爱侣共赴高潮。和催产素一样，后叶加压素也是一种激素，其作用是促进亲密关系、激发性欲、缓解应激反应。此外，这种激素还能降低体内皮质醇水平，助人安眠，提升睡眠质量。

"性福"才能睡得饱

对大多数人而言，性高潮是一种强有效的镇静剂，我们鼓励大家睡前加个"助眠餐"（详见本章第十二节）。但是，就像优质睡眠不能指望吃片药就得到一样，要从性生活中最大限度获益，你跟爱侣真的得努把力，绝不能偷工减料。不妨把"爱"当成最有乐趣的家庭作业来"做"吧。

- 沟通。性行为不仅是生理交融，也需要情感沟通。对许多人来说，只有与伴侣在情感上紧密相连，才能享受性爱的鱼水之欢。要确保在两性关系中，两人能够相互倾听、相互支持，给予对方安全感。

- 多做运动。规律运动（详见第五章）不仅能提升循环速度及能量水平（和谐性生活的重要元素），还能唤醒身体敏感部位，由此激发更加强烈的性致。

- 遵循自然节律。这一点最重要！从生理角度来看，夜晚做爱对人体有好处，同时，这也是人类文明不可或缺的部分；但从生物学角度来看，夜里 11 点几乎是最不适合做爱的时间，这个时间点很难刺激激素分泌，经历漫长的一天后，此时大多数人已是精疲力竭。对睡前活动进行微调时，记得将性生活的时间点往前提一提。

- 改善睡眠。没错，没错，这才是重中之重！睡眠不足的确是头号情绪杀手，因为人精疲力竭时，身体会对认为不重要的活动提不起兴致。另外，前文"节律一失调，身体就要遭殃"（详见第一章）一节也提到，睡眠不足会严重影响产生性欲刺激激素。如果刚开始就觉得兴味索然，就不要强迫自己或伴侣为了做爱而做爱。遵循睡眠改善方案中的要点（规律进食，与阳光同步，遵循固定的睡眠时间表），几周之后，就会发现自己的性欲以及潜在的性高潮在逐渐复燃。

13 顺应四季变化，回归自然节律

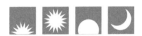

身体受自然节律支配并非偶然。自然界的所有生物都具有周期性——日出日落、潮起潮落、四季更迭、万物生死皆是轮回。中医认为，微观世界（身体内部）是宏观世界（外部环境）的直接反映。生物体会受周围环境的直接影响，会根据"听到的节拍"形成自身节律，并遵循这一节律。然而，人类一旦远离大自然，自身的自然节律也会随之远离。尽管人们看似始终与自然亲密接触（可以仰望天空，感受清风拂面，也

能感知四季更迭），但现代生活方式还是让我们与之相距甚远。如今，起床和入睡的时间不受太阳影响，人们不必外出觅食，大部分时间待在与外部环境隔绝的大楼里。虽然这表明人类在许多方面取得了重大进步，却也成为许多人脱离自然节律轨道的根本原因。

若想重置自然节律，探寻这一节律的最终场所应该是其最自然的地方。越与自然同步，就越容易贴近自然，健康状况会得到改善，睡眠质量会得到提升，也能保持良好的健康状态。除了白天走到室外接触自然光照（详见本章第四节"与阳光同步，减少人造光源"）之外，还有几种重要方法可以重回人体主生物钟本源。

- 顺应季节变化：现代生活基本没有了季节变化的痕迹。我们并没有在气候的控制下，做生活调整满足需求，从不考虑每隔几个月就会发生的温度、能量以及节律等方面的变化。传统中医和其他传统治疗方案都认为，随季节调整生活习惯是恢复身体系统平衡的基础，因为身体需求会随着环境的变化而变化。当春回大地、日暖风和的时候，人人都会感到活力四射，想吃新鲜多汁的农产品；而到了寒冬腊月，人们最需要的则是舒适无比的毛衣、午间的小憩，还有温暖而丰盛的食物。这就是季节的魅力，但我们极少能真的感受到，大多数情况下会将其忽略。

对四季的特点了如指掌，才能知道如何让自己重回自然节律。我们建议各位随季节变化而微调生活习惯，包括饮食和运动方式，当然还有睡眠方式。不妨欣然接受春夏两季旺盛的精力，日间做更加严苛的活动，在饮食方面大量选用时令农产品，充分利用人体消化生食的能力。春夏季节白天日照时间长，光线充足，稍稍晚睡也正常（这也在我们允许的范围内）。到了秋天和冬天，开始宅在家。此时可以考虑如何通过柔缓的运动以及冥想恢复身体和精神状态，建议食用根茎类蔬菜（这类植物通常从地下深处汲取养分），采用慢烹调的方式保留其营养价值，确保身体摄入足量的营养。我们也鼓励大家在这段昼短夜长的日子里延长睡眠时间。

不同季节之间平稳过渡的有效方法就是随着季节的变化而进行自我重置，冬春之交与夏秋之交尤其如此。

• 感受地球的脉动：新鲜空气和自然光的益处无须多言，除此之外，地球还会给人类提供日常助眠的"良药"。身体与地球表面接触时，其实体内生物电系统会与地球电磁场重新连接。大家不知道吧？最新观点认为，脱下鞋子站在草地上（或是躺在草地上、走在沙滩上），就能利用地球天然负电荷平衡体内生物电系统。通过这些最新研究，我们了解到这一做法的诸多好处，包括地球负电荷与人体游离正电荷中和，能够减轻炎症反应、提高能量水平、缓解压力和焦虑、舒缓头痛（与激素和紧张情绪有关）、增加忍耐力、缩短病愈及康复时间、减少时差反应带来的影响。[43] 就本书的目的而言，最值得一提的便是，与地面亲密接触能够重新矫正皮质醇分泌模式，从而调节人体生物节律。[44] 由此可见，恢复身体生物电平衡，也能重新设置"睡眠—觉醒"周期。

最简单的接触地面的方式就是站在地面上或是直接打赤脚在地面上走，不管是泥地、草地，还是沙地（甚至有可能是混凝土地面）。每周尽量多做几次，或者得空就做一下，每次至少 30 分钟，因为半小时以上才能获得有效的养生效果。若想获得更大效果，不妨试试终极同步——冥想（详见第五章第六节）。如果做不到这一点，也可以购买接地设备，比如地垫或者床垫，能够有效提供类似的生物电反馈，对体内生物电稳定以及身体自然节律有积极作用。

- 露营：研究发现，花两天时间待在户外可以明显改善生物钟，恢复最佳"睡眠—觉醒"周期。[45] 首先，要始终接触自然光和真实的黑暗环境。其次，夜间温度逐渐下降，标志着褪黑素含量开始升高，身体启动夜间修复模式。最重要的一点也许是，手机用得少了（其实也没太有必要用）。如此一来，人造蓝光没有了，令人亢奋的胡思乱想也没有了。纯户外环境基本可以算作最佳睡眠场所。如果你备受慢性睡眠问题的严重困扰，那就背上装备（或者借朋友的），到郊外度过周末吧！

14　要不要午睡

在睡眠领域中，午睡可能是个两极分化的话题。

一方面，对于失眠人士来说，午睡无疑是补充睡眠的好方式。一些专家认为，只要总睡眠时长足够，什么时间睡觉并不重要，按他们的说法，人类没必要一次睡很久。许多温暖国度的人往往会午睡，人们会在下午 2~4 点睡个 60~90 分钟。

另一方面，午睡可能是尽人皆知的夜间睡眠"盗用者"，睡了午觉，夜里更难入眠，只能干躺着。我们倾向将午睡视为推动节律重置的另一种工具——也许有益，但这个工具你得用得恰当才行。

咱们再回过头说说大脑，腺苷这一化学物质只在大脑清醒时产生，清醒时间越长，大脑积累的腺苷就越多。最终，这些腺苷会积聚起来，夜里在恰当的时间让身体和大脑陷入困意。这就是所谓的"睡眠压力"。

雨天午后窝在沙发里的人会告诉你，午间小睡可以缓解睡眠压力。然而，把夜里该睡的觉挪到中午，很可能会干扰自身的"睡眠－觉醒"周期。如果你属于夜晚入睡困难的类型，午睡可能不适合你。

对其他人而言，或许午觉是非常有效的睡眠补充剂。研究表明，适时的优质午睡可以增强大脑灵敏度、改善情绪、提高工作效率。有一项研究曾备受关注，该研究的内容是观察午间小憩对有某种程度失眠问题的运动员下午训练情况的影响。与没有休息的运动员相比，受试运动员快速小睡 30 分钟后，训练表现和思维敏锐度均有提高。[46]

简单迅速的"三步法"

1. 选择恰当的时间。体温在下午 2~4 点之间自然下降，褪黑素含量小幅升高，导致人的精力小幅下降（是的，午餐后的确会精神不振）。在这个时间段或稍早些午睡最好，晚于这时段很可能会扰乱晚上的睡眠。

2. 缩短午睡时长 *。简短午睡最有效，即使 10~20 分钟也能提高大脑灵敏度和心智功能，不会让你没精打采。由此可见，将午睡时间上限设为 30 分钟最佳。

3. 保持午睡习惯。有证据表明，每天坚持午睡的人能比断断续续午睡的人收获更多好处，不妨将规律午睡作为个人习惯。

试试Nappaccino咖啡助眠法吧

若这么绝妙的混合词——Nap（小憩）+Cappuccino（卡布其诺）——都无法博得各位喝彩的话，接下来推荐的这个妙招一定可以，这一招在睡眠圈流传已久，大量实例已证实其有效性。Nappaccino 助眠法倡导人们在午睡之前喝一杯 8 盎司（约 230 毫升）的咖啡。这样做不仅可以避免令人昏昏欲睡的腺苷积聚（咖啡因使然），还能让人正好在咖啡因起作用的时候（20~25 分钟后）醒来。从理论上讲，这一招可达到双倍提神的效果。

这么睡，不会累

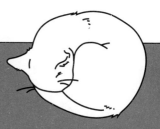

第五章

运动助眠

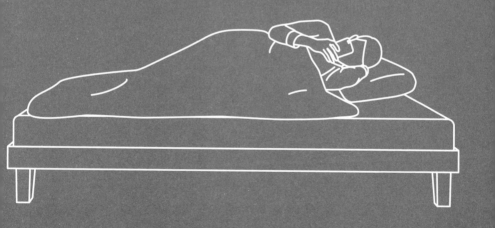

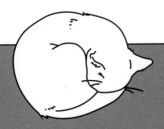

人类生来就需要运动，不只是从汽车上下来走到办公桌，再走到家、走到沙发的运动，还要做些其他运动。全天候持续运动已成为人类基因密码的一部分，正因如此，人类的健康状况才与之息息相关。多活动对身体各方面都有益处，比如新陈代谢、肠道菌群、免疫系统、应激反应、情绪等，其中对身体节律和睡眠质量的影响最为显著。建议大家每天除了起床下地走走，还要将目的性运动（或者说锻炼、健身，怎么表达都随你）纳入睡眠改善方案中。

　　简而言之，每天规律运动且久坐时间少于 8 小时的人比那些做不到这些的人睡得更好。科学研究证明，运动不仅是失眠问题的有效自然疗法，还能降低睡眠呼吸暂停这类睡眠呼吸障碍的严重程度。此外，运动有助于延长总睡眠时长以及慢波睡眠（或深度睡眠）时长。原因如下：

- 运动可增加体内腺苷含量，这是一种使人困倦并产生睡眠压力的化学物质，或者说是人类生而有之的促睡眠物质。腺苷增加有助于调控人体昼夜节律。
- 运动既能暂时提升核心体温，也会触发等效的反作用，使夜间体温降低。这种体温变化有助于促进更深层的睡眠循环。
- 运动会刺激皮质醇分泌，如果每天运动的时间适当，则有助于皮质醇浓度自然上升，在身体需要进入夜间睡眠状态时自然下降。

什么运动对睡眠最有益？

简短答案：定期进行的所有运动。

详细答案：研究发现，有氧运动（包括跑步、骑单车和高强度间歇性运动）和耐力训练（包括练举重、拉阻力带、做瑜伽和普拉提）都有助于改善睡眠，并且坚持的时间越长，助眠效果越显著。

运动强度要达到多大才能改善睡眠？

强度不需要太大，即便走路这种温和运动也能助眠。研究人员在一项为期一个月的研究中发现，定期执行走路锻炼计划的中年男性的睡眠质量自评分数更高。[47] 比运动强度更重要的是每天完成的运动量。与之相似的研究发现，研究对象运动时

这么睡，不会累

间越长，睡眠质量自评分越高。

运动量要达到多少才能改善睡眠？

至于能够改善睡眠的运动时长，目前尚无确定的数字，但是为了健康，多活动一定更助于达到预期结果。理想的运动时长取决于个人的年龄大小和健康水平，最初的运动以简单为佳，每周运动五天，每天坚持做 30 分钟中等强度的有氧运动。根据一般经验来看，每天坚持多做运动准没错。久坐时间越少，夜间睡眠越好。

1　一定要做规律的运动计划

尽管目的性运动好处多多（要将这类运动与日常功能性运动区分开来），但其助眠能力能否释放还取决于你是否真心想要改善"睡眠－觉醒"周期。要记住，你在日间及夜间睡前的所有行为都是夜间睡眠质量的基础，因为从早晨醒来的那一刻起，身体的 24 小时连锁反应模式就已开启。你的日常习惯要么改善自身节律并维持平稳状态，要么把节律搅和得一团乱。

对于运动的态度也一样。你希望日常活动时间和活动类型都能改善身体内部节律，而不是对其产生消极影响，没错吧？对于本书作者尼尔来说，这曾经是一大难题。从前他没有固定的运动计划（问题一），而且当他赶到健身馆进行大汗淋漓的高强度运动时，多半是傍晚6点了（问题二）。与弗兰克共事之后，尼尔找到了每天坚持运动的动力，哪怕只是在两场会议之间出去走走，同时把自己每天的高强度运动时间提前了。

有点紧张也没关系：兴奋效应

有些改善睡眠的习惯想必会让你暂时不适，尤其是运动以及下一章要讲到的间歇性断食法。这种可控方法会将身体推离舒适圈，促使其完成自我恢复和修复过程。这种生理现象叫作"兴奋效应"：用低剂量毒物或是压力源刺激机体产生有益生理反应。不妨想象一下：植物在受到刺激时（无论这种刺激是来自周围环境、病虫害、捕食者或资源匮乏）会分泌更多抗氧化剂让自己茁壮生长。人类身体也一样，突然做高强度运动、在高温下短时间停留以及采用间歇性断食法都会产生兴奋效应，促进身体高效完成夜间排毒、更新以及修复过程。这也会反过来让身体变得更加强壮，更加具有复原力，对全身各个系统产生有益的下游效应，进而改善健康状况和睡眠质量。

2　早上适合做中高强度运动

要搞清楚中高强度运动是如何成为改善睡眠的手段的，最好先弄明白这种类型的运动的本质是什么：一种应激源。忘我地进行一项酣畅淋漓、汗流浃背的运动，实际上会对自己的身体造成轻微损伤，会引发肌肉纤维轻微撕裂，随之而来的还有应激激素、炎症生物标志物，以及血糖浓度等多项指标升高。这种暂时性的良性应激反应（也称"兴奋效应"）能够促进身体完成自我修复，而这项工作要在睡眠过程中完成（这也是夜间睡眠如此重要的又一个原因——帮助各位收获运动的成果）。

如果在睡前（进行中高强度运动）就触发这种应激反应，此时本应下降的皮质醇含量会再次上升，令身体兴奋不已，这必然会干扰夜间睡眠。此外，中高强度的运动还会释放大量愉悦身心的多巴胺和内啡肽，让人处于高度警觉状态。最后，这种运动会使核心体温升高，可能需要 4~6 小时，这一温度才能再次下降。总之，如果你的身体正努力降低温度、准备入睡，那这种体温暂时升高的情况必然会干扰入睡过程。

中高强度运动计划改良方案

早上锻炼身体。大多数人会假定，如果晚上在跑步机上跑到筋疲力尽，夜里就一定会沉沉入眠，但事实恰恰相反，若想夜里睡得好，晨起锻炼的效果是最理想的。最新研究表明，早上 7 点锻炼身体的人睡眠时间比午间或晚间锻炼身体的更长，前者的修复性深睡眠阶段时长也比后两者多出 75%。[48] 晨练能刺激身体分泌大量皮质醇，不但有助于补充能量、提高工作效率（比喝杯咖啡更有效），而且能够保证皮质醇分泌量在一天内按照节律平稳下降，在临睡前降至最低水平。

设置有氧运动宵禁时间。由于睡眠类型存在差异（详见第四章第三节），有人可能会在下午某时刻再次感到能量满满，于是就想借着这样的状态做运动。这的确不失为一种好的助眠策略，因为运动后身体会慢慢放松下来，最初升高的核心体温也会随之逐渐下降，此时刚好夜色正浓。运动后的体温通常会降至正常水平以下，从而达到最适合入睡的状态。

如果确实想在下午锻炼身体（或者按日程安排只能选择下午），最好在睡前 4~6 小时完成，这样体温才有充足的时间降下来，副交感神经系统才有机会重新校正（因为运动过后皮质醇含量会飙升），大脑才有可能在体内多巴胺和内啡肽含量居高的情况下逐渐平静下来。

如果只有晚上能锻炼身体的话，不妨选择瑜伽、太极拳、普拉提或是走路这类比较温和的低强度运动。这些活动对身体和大脑无刺激，有利于顺利入睡，后文将就此展开详尽讨论。

还有一点值得一提，即有些人的睡眠状况不受当日运动时间的影响，晚上运动确实能帮助这些人更快入睡，这很正常。事实上，我们的妙招都是为解决一般睡眠问题提出的保守建议。一旦你已完成节律重置，就会发现其实开始运动的时间对睡眠影响不大。

3　舒缓的恢复性运动可随时做

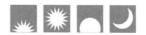

恢复性运动（或低强度运动）能够让身体深度放松，是所有人睡眠工具箱中一款温和且有效的工具。无论客户是因为何种睡眠问题来咨询，弗兰克都会鼓励他们采用这种运动方式，因为恢复性运动对身体和健康的有益影响可谓很多。按照弗兰克的建议，尼尔将艾扬格瑜伽纳入自己的日常运动，这不仅让他的身体得到了放松，还减轻了运动中和运动后身体的酸痛感。

人们常会认定舒缓温和的运动（如恢复性瑜伽、太极拳、拉伸运动以及悠闲散步等）适合睡前做，尽管此时的确是这些运动效果最佳的时段——稍后会做详细说明，其实事实并非如此。恢复性运动可以维持人体阴阳平衡，帮助身体更快恢复，减少受伤和肌肉酸痛等情况，以此支持更高强度的运动。此外，这类运动还能舒缓疲惫混乱的交感神经系统，提升人体的应激反应水平。

根据以往经验来看，恢复性运动通常令人放松身心，保持心率基本平稳。以下为部分恢复性运动：

- 散步。
- 太极拳。
- 气功。
- 瑜伽（要做恢复性瑜伽或阴瑜伽，不要做耗费体能、做完满身是汗的瑜伽）。
- 泡沫轴滚压和拉伸（详见本章最后一节）。

大脑可以通过感觉神经元网络持续接收身体的感觉信号。通常情况下，大脑会支配身体的一切活动，如果感到肌肉紧绷、呼吸急促，大脑就会进入压力模式，释放大量皮质醇，令人处于高度戒备状态。一天之中，忙于工作的状态令我们不由自主地产生紧张感，如果无法适度放松，那么即使躺在床上，

这么睡，不会累

也是一腔愁肠。

若能通过做恢复性运动来释放紧张感、放松肌肉、促进深呼吸，则不仅会拥有放松的身体状态，也会拥有更加松弛的精神状态，同时能将有利于改善睡眠的神经化学物质调整到最佳水平。

做恢复性运动的魅力在于不必等到夜幕降临就能体验其助眠效果。这类运动的效果是逐渐积累的，它们有助于持续监测交感神经系统状态，判断体内皮质醇含量是否达到应有的水平。恢复性运动（包括拉伸运动和瑜伽体式）在不同时间点会带来不同益处：

- **晨起第一件事**：恢复性运动能让身体慢慢恢复能量，让头脑慢慢提高灵敏度（如果夜间睡眠不佳而感到头脑不清醒时，效果尤为明显）。即使短短几分钟的恢复性运动，都能帮你找回状态，不会像一大早摄入大量咖啡因或含糖食品那样，搞乱你一天的节律。

- **午后困倦时间段**：下午 3 点左右为午餐后困倦时间段，这时做些恢复性运动的好处跟平常喝杯咖啡是一样的，不会对当晚的睡眠产生负面影响。

- **傍晚至睡前**：作为睡前常规活动的一部分，这些轻柔的恢复性运动能够在保持心率平衡的情况下放松精神、稳定呼吸、减轻肌肉紧张感，为你和你的身体创造完美的入睡条件，助你安眠。

4　睡前推荐舒缓身心的动作

以下几组恢复性动作是多年来弗兰克给失眠患者所开"处方"中的必备"良药"，晚上上床休息之前做，效果尤其好。这几个动作花不了多长时间，就能让你香甜入梦，更何况这只是防止疼痛或抽筋导致夜间醒来的好方法：

单腿头碰椅式

该姿势是瑜伽动作"单腿头碰膝式"的改良版，你可以把额头（也称"第三只眼"）靠在较软物体的表面，充分激活这一拉伸动作带来的放松功能。

首先，坐在地上或是垫子上，双腿向身体前方伸直。在前面放把椅子，这样就能把头舒服地靠在椅子的座位上，你也可以拿块叠好的毛巾或是毛毯垫在椅子上。

其次，右腿向胸部弯曲，右臀打开，右脚掌贴在左大腿内侧靠近腹股沟的位置。

最后，身体顺着左腿方向前倾，头靠在椅子上，双臂靠在左侧胫骨或脚踝上。此时大腿不需要抻得太紧。保持这个姿势30秒，然后轻轻抬起双臂，换到另一边，重复这个动作。

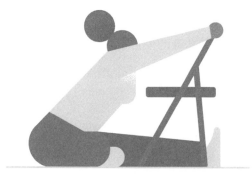

单腿头碰椅式

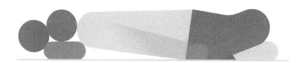

仰卧束角式

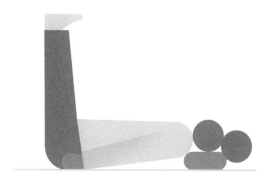

双腿向上靠墙式

挺尸式

仰卧束角式

这个动作也称为"女神的姿势",只需要 5 分钟左右就能产生强烈功效,让你呼吸平稳,还能缓和情感深入的情绪波动。如果消化有问题,在饭后做这个动作,效果也不错。

如果想要舒服一点,需要准备一个瑜伽垫、沙发垫(沙发靠背上的矩形靠垫)或两条折叠整齐的毛巾或毛毯,再拿一块折了三层的毛毯或毛巾备用。这些毛巾或毯子可以当坐垫,起到辅助支撑的作用,特别是臀部紧绷时,垫个垫子就很有必要了。

首先,双腿盘坐在地板上,尽量松弛。然后,将垫子较短的一边卷起来,垫在骶骨(或臀部)下面。随后躺下,把叠好的毛毯或毛巾垫在头下面支撑头部。注意:头的位置一定要高于心脏,下巴与地面保持平行,眼睛不要向后倾斜看着天花板,也不要向前倾斜看到胸部。如果膝盖呈悬空状态,没关系,在每个腿弯下面塞上毯子或毛巾,这样双腿就能彻底放松了。务必支撑时间达到标准,你会感到整个身体都被给予幸福的"拥抱"和彻底的放松。(只是描述怎么做这个动作,我们都觉得困意难挡了。)

接下来,全身心保持这个姿势 10~15 分钟,专注地感受吸气和呼气。不要强制自己呼吸,只需要感受气流。

　　　　　　　　　　　　这么睡,不会累

双腿向上靠墙式

这种随处可做的动作能够控制血压、缓解腹部脏器疲劳、促进血液循环（对一些人来说，这个动作甚至能在某种程度上缓解静脉曲张）。

首先，找块毯子或毛巾垫在臀部和（或是）头下面，找一面墙，墙前面空无一物才好。然后，侧身靠墙坐下，膝盖弯曲，左臀紧贴墙壁。慢慢躺下，整个臀部正好顶着墙，双脚抬起。双腿向上伸直，这样身体才能呈"L"形，在腿筋能承受的范围内，让臀部尽量靠近墙壁。确保下巴与地面平行，眼睛不要向后倾斜看着天花板，也不要向前倾斜看到胸部。

手臂放在身体两侧，手肘弯曲90度，整体呈仙人掌的形状。放松头部、脸部、颈部、肩部和腹部，将呼吸调整到散步状态，保持10~15分钟。姿势也可以变换一下，双腿向两侧分开，在墙上呈"V"字形。动作结束时，膝盖向胸部收拢，身体向一侧滚动。

注意：腿部有轻微刺痛感是很正常的。如果这种刺痛感加重至疼痛感，就放下双腿，采用比较容易的盘腿姿势，但两腿依然要靠墙才行。

挺尸式

也可称为"仰尸式"，练习这种闭合式动作有助于巩固以上几个放松动作的成果。首先，舒服地平躺在地板上或者床上，闭上双眼，两脚分开大约 1 英尺（约 30 厘米），手臂分别伸展到身体两侧，掌心向上。闭上眼睛，让身体静静放松下来。

接着，慢慢将注意力转移到全身各个部位，先从左脚到左腿，再从右脚到右腿，再到臀部、腹部、胸部、手部、双臂，以及五官。

专注想象并放松所有器官，包括大脑、肺部、心脏、胃、肾脏、结肠和膀胱。

注意力全部集中在自己的五种感官（视觉、听觉、嗅觉、触觉、味觉）上，让其自动服从大脑的支配。

最后，开始审视自己的内心，不要心存执念，任凭思绪涌上心头，又散若云烟。

5　规律呼吸可降低大脑觉醒概率

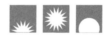

如果本书还有别名，那很可能是《焦躁不安与疲惫不堪：你的生活压力如山》。这个名字几乎能够概括弗兰克所有患者（包括尼尔）的状态，这种心理状态和生理状态是当下许多慢性病的根源。许多人白日里承受各种压力，亢奋不已，到了夜里上床时，却关不掉"兴奋开关"。这些可怜的失眠者压力增大，睡眠减少，目不交睫，忍受暗夜漫长。最后精疲力竭，却得不到半点放松。无论是吃光一瓶助眠药，还是喝光一瓶红酒，都解决不了问题。能解决这一问题（且无副作用）的答案还得从睡眠中找。

目前，冥想和呼吸练习是自主抑制应激反应、激发松弛反应的两种最有效的方法。改变呼吸方式以及转移注意力能够通过迷走神经（连接大脑和身体的"网线"）重新规划大脑神经网络。肌肉紧绷、呼吸短促会让大脑认定身体有了麻烦（详见第五章第三节）；反之，若肌肉平缓放松、呼吸深而缓慢，则大脑会判定我们很安全，会释放更多 γ- 氨基丁酸。

若想游刃有余地应对生活中接二连三的压力（是的，生活会带来没完没了的压力，详见第四章第七节），就要提升适应力和恢复力，而冥想和呼吸练习不仅能提升这两种能力，还能锻炼大脑、提高注意力、增强记忆力、加快信息处理速度、培养创造力，益处多多。这种练习还能够抑制年龄增长引起的萎缩症，降低痴呆症这类认知功能障碍的发病风险。但我们倡导这两种活动的最主要目的是，通过冥想和呼吸练习降低血压、缓解压力和焦虑，从根本上"促进"夜间安眠。

相关证据证明，冥想和呼吸练习能够延长睡眠时间，改善睡眠质量，使人更易进入（并且维持）睡眠状态，其主要原因是这两种练习能够降低大脑过度觉醒的概率。

通过冥想和呼吸练习，身体会产生与睡眠早期阶段相似的生理变化，比如脉搏放慢、血压降低、应激激素含量下降等。

研究证明，冥想和呼吸练习与一些失眠患者服用的处方药同样有效，而且没有任何副作用。[49]

冥想与呼吸练习可以与其他睡眠治疗技术（如睡眠认知行为疗法）同步运用，二者结合的功效要比单独采用睡眠认知行为疗法好得多。

冥想注意事项

冥想时间与方式的选择要视个人生理节律而定。通过强化训练，你会发现大多数冥想方式都让人感到放松，你也会发现许多正念冥想方法旨在增强思维的敏锐性和警觉性。所以，真正的冥想练习（与深呼吸练习相比）最好在早晨或至少睡前几小时做。当然，也有些正念冥想和呼吸训练着力帮助人们屏蔽凡尘俗务，逐渐进入睡眠状态（后文即将分享一些方法）。最终，这两种训练方式都能改善夜间睡眠质量。只要保证每天在最适合自己冥想的时间练习就可以。

每天坚持 10~15 分钟，不出一个月即可见效。

找到适合自己的练习方式。刚开始可以采用我们介绍的几种简单的练习方法，其实还有很多不同的冥想技巧、方式与哲学原理（比如超验冥想、昆达利尼冥想、阿育吠陀冥想等）。建议大家货比三家，多试几种，看哪种练习能与自己的身体产生共鸣。

下载一些应用软件，得到个性化且价格低廉的冥想练习指导。

6 早晨冥想：调好状态，精神一天

很多冥想专家会告诉你，做冥想练习纯粹是为了彻底唤醒身体、集中精力、活跃思维，下列练习更适合每天清早进行。尽管早晨醒来就该做这些活动，但如果午后发现自己需要重新调整状态也可以做，其功效会一直延续至夜里睡觉前。冥想练习能够完全放松身体，让身体恢复至平稳状态。最终这一切都有助于控制交感神经系统和皮质醇水平，让人在夜晚轻松进入睡眠状态。以下冥想练习有助于唤醒身体：

基本模式：简单坐式冥想

时长：10 分钟

- 找个安静、舒适且无外界干扰的地方。
- 定时 10 分钟。
- 找个舒服的坐姿，可以盘腿坐在地上或椅子上。如果坐在地上，需要拿个垫子垫高臀部，这样会舒服许多。然后保持脊柱挺直的坐姿。

- 选择能够集中注意力的目标。可以发出"唵"（源于梵语 OM，被视为原始振动及宇宙的声音）这样的诵声，可以用"我很平静"这样的心理暗示（或其他令人心安的想法，让自己沉静下来），也可以回想一些令人开心的画面，比如一轮明月或一朵花。

- 现在，开始注意吸气与呼气的情况。这项练习的目的不是控制呼吸或是放慢呼吸，而是让意识集中到呼吸上，感受鼻孔周围的呼吸感。

- 练习过程中，注意力可能会偏离呼吸。这算不上什么问题，也不意味着你做错了什么。只要意识到自己分神了，然后在吸气和呼气时及时将注意力转回呼吸就可以了。

终极同步法：自然冥想

时长：15~30 分钟

- 找个公园、树林、沙滩、自然保护区或是水库。如果条件不允许，也可以在家里或是公寓里，需要保证与所处空间的每一个细节融为一体。

- 如果可以，请脱掉鞋子。

- 慢慢忘掉今天练习之前发生的所有事。尽量不要想接下来会发生什么。

- 步行几分钟，找到一个想要歇脚的地方停下。找到地方，就别动了。

- 静静站一会儿，将四周收入眼底。注意自己所在的位置。记住周围的一切：树木、草地、沙子、水、声音和空气的质感。深呼吸 10 次，用鼻子吸气、嘴巴呼气。

- 多呼吸几次后，让双脚更敏感地感受触碰到的事物——草地、岩石、沙子。感受自己的重心，它既可能在脚后跟上，也可能在微微前倾的上身。

- 注意身体的感觉。哪里紧绷？哪里疲累？哪里疼痛？哪里放松且舒适？再呼吸 5 次，将呼吸的气流导向那些紧绷的身体部位。如果想缓解臀部紧绷，可以先吸气，想象着吸入的气流正缓缓向下通往臀部，然后呼气，想象着将臀部的紧绷感与疼痛感直接排出腰窝。同样地，如果感觉肩关节前屈，可以先吸气，将气流导入肩关节，再呼气，想象着肩关节向后伸展放松，肩胛骨也在向后伸展。

- 发现了开阔空间之后，不妨再走走看。剩下的几分钟里，让自己全神贯注地融入身前、身旁、身下和身后的事物。观察树木的树皮、沙地里的石子、周围的蜘蛛网、花朵的雌蕊、海草的形状、脚印的形状、步伐的大小等等。敏锐地捕捉轻抚肌肤或是抚摸你面庞和双手的清风。让自己对一切事物都抱有好奇之心。如果想知道岩石下面有什么，就去看看；如果对某种树好奇不已，就走近点研究一下；如果想了解某种动物，就停下脚步观察一下。用心听风、鸟鸣、呼吸。

- 练习完毕，注意自己的感受。也许呼吸更加舒缓，身体更加放松，还能感觉体内各个系统联系得更加紧密。

7　睡前做呼吸练习，拥有整夜安眠

上床睡觉时，身体需要放松，呼吸需要放缓，让气流缓缓流到身体最舒服的地方。此时采取的最佳方法是做一些简单的呼吸练习和引导性冥想练习，集中精力，放松身心，忘却一天的琐事。以下是一些入门步骤，加入放松练习效果更佳：

快速凝神静气法：腹式呼吸基础版

时长：10~30 分钟

- 找个安静且不会受打扰的地方。选个放松的姿势，躺下或坐着都可以。
- 手放在腹部，慢慢闭上嘴巴，舌尖抵住上颌，用鼻子呼吸。如果由于某些原因而鼻塞，也可以用嘴呼吸。

- 深深吸气，将气流缓缓送入腹部（而不是胸部），感受横膈膜逐渐下移、腹部不断外扩。放在腹部的双手会感到腹部不断膨胀，像个正在充气的气球。

- 吸气完成后，不要憋气，而是要慢慢向外呼气，这样才能让腹部在呼气时自然收缩。

- 呼气时尽量把肺里的气都呼出来。呼气时间通常是吸气的两倍，这样才能达到放松的效果。

- 不断重复这个过程，将注意力放在双手上，感受双手随着吸气和呼气而上升和下降。

紧绷感终结者：腹式呼吸升级版

时长：10~30 分钟

- 找个舒服的姿势。按照上一步骤做 10 次腹式呼吸。

- 想象下一次吸气时，气流流入紧绷感强烈的身体部位，比如颈部、下背部、头部、臀部或者任何感到疼痛或紧绷的部位。

- 呼气时，让紧绷感伴随着气流排出鼻腔。

- 重复这个动作，直到疼痛感或紧绷感开始缓解。

心怀感恩

越来越多的研究表明，对生活心存感恩，会让你获益无穷，比如减轻压力、缓解抑郁症状、降低心脏病风险，以及提高睡眠质量，等等。（青少年还会因此降低物欲，处事更加慷慨大方，所以不妨让全家人都心怀感恩吧。）夜间呼吸练习之前（或之后），用一两分钟写下当天令自己感恩的一件事（最好把灯光调暗，用纸笔来写，而不是写在手机上），可以是很重要、很具体的事，比如来自家人的爱让你心怀感恩，也可以只是小确幸，比如当晚你做的晚餐很惊艳，由此心怀感恩。偶尔花点时间回看一下过去的"感恩记录"，感恩自己拥有的财富。

8　舒缓肌肉，放松大脑

弗兰克收到患者（尤其那些常来看病的患者）最多的抱怨就是各种疼痛让他们夜里常常被疼醒。后背僵硬、关节僵硬、颈部僵硬，这些让本就不踏实的夜间睡眠雪上加霜。许多人将睡眠不足归咎于床垫，或许睡眠不足与床垫有关系（其实应该排除这个原因，第七章第三节会详细讲解），但是睡不好觉更可能是其他原因造成的，通常是个人身体原因。

肌肉紧绷与关节疼痛等问题基本上能从日常生活中找到原因。人们每天大部分时间坐着（这种臀部紧绷的姿势会对背部造成严重伤害），低头弓腰看电子设备（严重伤害颈部与肩部），受到各种压力（包括真实压力与自我感觉的压力）的轮番轰炸，时刻处于紧张之中。这些一个又一个的小问题集合在一起，会加重身体的僵硬感与疼痛感。这种状况不仅对睡眠不利，对身体健康也必然会造成很大伤害。

这种身体上的紧绷感除了晚上入眠时会引起不适，还会被大脑解读为精神紧张。事实上，大脑一旦认为身体僵硬，就判定身体很可能不安全，不应该放松。准备入眠时（做其他任何事也一样），你肯定不想精神紧张、压力巨大。

打开泄压阀的方法之一就是每天早晚在身体出现僵硬感后，轻轻拉伸肌肉。臀部、颈部、胸部和肩部等紧绷的部位得到放松之后，会向大脑发送信号，这时大脑会卸下防线，跟着身体一起放松，然后你就能小睡一下。这种方法可以作为"自我断电"计划的完美补充。

> **非处方肌肉松弛剂**
>
> 晚上泡热水澡时在浴水里加点泻盐（见第四章第十节）能够有效缓解肌肉紧绷，因为泻盐中含有天然镁元素，这种无机盐同样能促进睡眠。

拉伸三部曲，拉拉更轻松

沙发拉伸

这种支撑型拉伸方式能够打开因久坐而变短的髋屈肌，在下背部产生"牵拉"效果。

- 站在沙发前，背对着它，左腿弯曲，将左膝轻轻放在（身后的）沙发上。
- 身体挺直，臀部和腹肌收紧，保持这个姿势两分钟（你可能不太喜欢这种感觉，但是这说明这个姿势正在发挥作用）。
- 换右腿重复这个动作。

注意：如果觉得做这个动作有些困难，想要轻松一点的话，可以让弯曲的膝盖离沙发远一点。膝盖离沙发越远，拉伸力度越小。可以逐渐加大拉伸力度，直到能够完全拉伸为止。

梨状肌拉伸

这种拉伸方式也可称为"4字形拉伸法"，是消除臀部（紧张感最强的地方）紧绷感最有效的拉伸方法之一。这种方法能够减轻下背部的压力，有助于缓解后背疼痛和坐骨神经痛，还能提高臀部灵活性。

- 坐在椅子前端，让椅子边缘正好碰到臀部肌肉和腿筋的交会部位。
- 右脚踝盘过来放在左膝盖上，这样脚踝骨刚好搭在左膝盖的软肉上。同时，右脚脚尖勾起。
- 拉长脊柱，尽量拉长身体两侧，脊柱伸展后，身体微微前倾。深呼吸，感受臀部肌肉深层拉伸。保持这个姿势1~2分钟，臀部肌肉慢慢打开时，将躯干缓缓往下压，靠向腿部。做完一边，换另一条腿重复此动作。

注意：避免脊柱弯曲，保持后背平直，想象身体从臀部向上拉伸。

终极肩颈放松法

小标题本身已经说明了一切。这种拉伸方式是释放情感压力以及肩颈部压力的理想方法，有助于放松上背部、颈部和肩部肌肉。这个方法需要准备两个网球。

- 背部着地呈仰卧姿势，膝盖弯曲，双脚分开与臀部同宽，膝盖骨与髋骨呈一条直线。将两个网球并排放在肩胛骨下，放在任一想按摩的地方。将头部和肩部慢慢放低，如果感觉颈部不舒服，可以在头下垫个枕头。
- 手臂放在身体两侧，向天花板方向抬起，稍稍向头后伸展，想象着伸手去够后面的墙，再落回膝盖处。如此重复 10 次，让网球在压痛点保持至少 10 秒钟。
- 变换姿势：双臂向身体两侧打开，使身体呈"T"字形，收回到胸前。如此重复 10 次。

注意：不要把网球放在颈部下方。

这么睡，不会累

认识筋膜

将肌肉、骨骼、肌腱、神经、血管和器官联结在一起的，是一种鲜为人知的结缔组织，通常称为"筋膜"，来自拉丁语"band"。这种体积大且连续的软组织能够以多种方式促进身体活动，确保肌肉活动的力量不会伤害其他组织，同时有助于肌肉在活动时改变形状和长度。按理说，筋膜应该是光滑且柔软的，这样才能轻松流畅地进行内部活动。然而，当这些软组织承受过大拉力、不良姿势、压力、炎症和旧伤，还可能缺乏锻炼时，就会变厚变紧。这种状态的筋膜是身体频繁出现疼痛的根源，也为受伤、消化不良、神经系统紊乱等症状埋下了隐患，这些都对睡眠很不利。

保持筋膜"柔软有弹性"的最佳方法之一就是泡沫轴按压法。通过按压的方法，能让筋膜"不粘连"，有助于互相关联的身体组织再次顺畅联动。这种方法能够有效缓解久坐一天给身体造成的压力，同时能减轻睡觉时人体所有的紧绷感。

开始前，找个中等密度、表面有细小纹理的泡沫轴，这样的泡沫轴能够按揉身体组织，促进血液循环和淋巴引流。泡沫轴要能够支撑你的体重，还要有弹性。网上有很多用泡沫轴辅助的按摩动作，从胸部扩展、颈肩放松到臀部放松都有教程可查。

第六章

饮食助眠

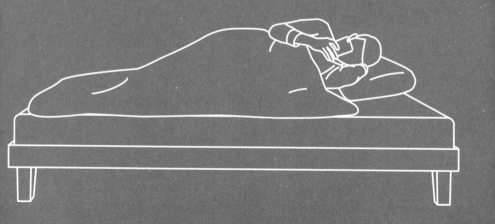

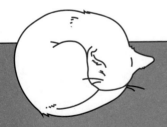

大家都听过"为食而生还是为生而食"的选择，大概也能猜到本书支持哪种观点。（如果选择"为生而食"，那就对了。）提到睡眠问题，"为生而食"——让生命更健康、更长久、更优质——便显得尤为重要。那是因为吃什么和什么时候吃会对身体节律、睡眠乃至寿命产生巨大影响。我们所说的"吃"是指摄入的任何东西，包括食物、饮料、酒精、咖啡因、尼古丁、西药、中药和天然补充剂等。以上每种物质都会对身体产生影响，要么让人无法获得深度放松的睡眠，要么让身体更接近最佳节律。说这些话并非让各位放弃自己的习惯，为求安眠而像僧人一样清心寡欲、寡淡饮食，无非希望你能了解哪些行为会影响夜间安眠。本书郑重承诺，若遵循我们的建议，各位会睡得更好、感觉更棒。

1 肠道菌群产生促眠神经递质

睡眠研究领域有许多新发现，其中之一便是肠道健康和睡眠之间的联系。这一说法是有道理的：人的整个身体——包括消化系统——生来就有睡眠、清醒、进食等许多可预测的周期。如果打破这种节律，整个身体就会失衡，肠道和其他所有系统都会乱套。现在我们知道这种循环是双向的。也就是说，无节律的生活会导致肠道功能紊乱；同样，肠道功能紊乱会导致生活无节律。反之亦然，健康的肠道能够促进健康的睡眠。肠道越健康，入睡越容易，睡得就越安稳。

由此可见，要改善睡眠健康状况，最重要的便是恢复肠道正常节律。

下面就来细说一下。

关于肠道的知识

- 肠道里面有数万亿微生物，它们形成肠道菌群，这类菌群生活在人类的消化道里。其中有些细菌是有益的（促进健康），有些则没什么益处（导致炎症和疾病）。肠道健康的目标就是始终保持动态平衡，从而帮助有益细菌发挥作用。

- 每个人的肠道都不一样。肠道菌群健康与每个人在活动、饮食和所服药物，特别是抗生素和质子泵抑制剂

（PPIs）中接触的细菌有关。

- 肠道也是公认的人的"第二大脑"。肠道不仅能够消化食物，还是人体第二个"神经系统"，它不断与大脑和中枢神经系统（通过迷走神经）进行交流，对激素产生、免疫系统功能、食欲、消化、新陈代谢、行为、情绪和应激反应都有影响。这种联系即为"微生物—肠道—脑轴"。

- 肠道是激素中枢。肠道是人体最大的内分泌器官，可以调节皮质醇、色氨酸和血清素等神经递质的分泌。事实上，90% 的血清素是在肠道中（而非大脑中）产生的。

- 肠道还是免疫系统中枢。构成免疫系统的细胞中，70% 分布在肠道周围，肠道菌群与这些细胞相互作用，共同调节免疫反应。

- 肠道"惹不起"。因为肠道菌群与体内一些主要的系统相连，所以肠道功能紊乱会导致各种健康问题，从腹胀、排气、便秘这类消化问题到焦虑、抑郁这类精神问题，再到粉刺和湿疹这类皮肤问题，不一而足。肠道菌群失衡还会增加肥胖、糖尿病、免疫力低下、自身免疫性疾病和失眠之类睡眠障碍的患病风险。

- 肠道很敏感。饮食、压力、疾病以及过度用药——特别是抗生素和质子泵抑制剂——都会破坏肠道菌群平衡，而肠道菌群失衡又会导致睡眠节律失调。

肠道是如何影响睡眠的呢？

- 人体主生物钟与肠道菌群的生物钟协同工作。如果其中一个节奏紊乱，另一个也会陷入混乱。举例来说，研究发现时差反应会破坏肠道菌群的多样性，而肠道菌群会影响视交叉上核（主生物钟所在处）的时钟基因表达，且在维持这些基因的正常表达方面发挥关键作用。[51]

- 昼夜节律或肠道菌群节律不正常就会造成恶性循环：引起葡萄糖不耐受、体重增加、新陈代谢变化等。这些都会影响睡眠，进而破坏身体节律。

- 肠道菌群通过刺激细胞因子的产生来确定自己的昼夜节律，细胞因子是一种多用途化学信使，参与人体的许多功能运转，包括诱导睡眠。早晨皮质醇水平升高时，细胞因子生成的数量就会下降。然而，一旦肠道功能失衡，节律失调，就无法保持这种此消彼长的节奏了。

- 肠道菌群和大脑一样，能产生影响睡眠的神经递质，即多巴胺、血清素、褪黑素和 γ- 氨基丁酸。但一旦肠道功能紊乱，就没办法产生充足的神经递质来解决睡眠问题。

这么睡，不会累

2　健康节律生活平衡肠道菌群

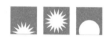

　　人刚出生时，其肠道菌群就开始形成，在我们的一生中，这一菌群会受到很多（通常是令人意想不到的）因素的影响。许多因素会影响肠道菌群的活跃性和多样性：是顺产还是剖宫产、是否母乳喂养、是否吸烟、饮食质量、压力大小、锻炼习惯、睡眠卫生，以及是否服用过抗生素或其他药物，等等。这些因素都会对肠道菌群产生或积极或消极的影响。如果你过去的行为或决策与建立平衡的肠道菌群相悖，那么现在开始改变也不晚。

　　人体的肠道菌群和我们的身体一样，都与睡眠、清醒以及进食等可预测的循环息息相关。当你借助新习惯让身体重回正常节律时，你的肠道也会随之重返正轨。但是，对肠道菌群平衡最具影响力的因素中，饮食习惯不能不提。我们强烈建议各位以自我重置（详见第十章）作为培养新习惯的起点，这一方法更加注重调整并平衡肠道菌群。可以参考下列让肠道节律保持正常的小贴士。一开始，你可能会不太适应，但请记住：你得先呵护好肠道，肠道才会呵护你。

遵循肠道健康法则

不碰含糖、含淀粉食物以及精加工食品

稍后我们会对这类食物做更详尽的解释，但是含糖或者含淀粉食物，尤其是食品厂生产出来的那种，对身体以及体内肠道菌群都没有益处。高糖食物和易消化的淀粉类食物，比如糕点、精制面包等，大多会在小肠分解，这可能会导致有害细菌增殖，引起小肠细菌过度生长。雪上加霜的是，精加工食品含有反式脂肪酸、防腐剂、人造甜味剂、人造配料、转基因生物和工业种子油等有害物质，所有这些都可能对肠道菌群产生更严重的危害——赶紧把这些食物倒掉吧！

避免接触喷洒草甘膦的农作物

草甘膦是剧毒杀虫剂"农达"（Roundup）的活性成分，这种杀虫剂不仅能够击退转基因作物上的害虫，还能用在传统农作物（尤其是谷物）上，通过化学方式加快农作物的成熟进程，促使其风干死亡，这样庄稼就能飞速脱水、被收割（味道或许也不错？）。此外，草甘膦还是一种注册抗生素，对身体危害极大，对肠道健康危害更大。喷洒草甘膦的作物通常包括玉米、豌豆、亚麻、黑麦、小扁豆、小黑麦、荞麦、油菜籽、谷子、土豆、甜菜、大豆和其他可食用豆科植物。

若要远离这些有害物质，可以去杂货店挑选，或从当地农贸市场购买有机食品。这样做也能确保不会摄入化肥或其他类

型的杀虫剂，这些物质不仅会破坏肠道中的有益细菌群，还会改变肠道菌群的组成。

饮食中加入益生元

益生元是人类消化系统难以分解的食物纤维，但是肠道菌群中的细菌有可能做到这一点。益生元就像微生物群落的超级食物，为有益菌提供高辛烷值的燃料，以助其"恪守其职"（比如保护肠壁、消化食物、抵御病毒、提高免疫力、协调中枢神经系统），保持肠道健康。富含益生纤维的食物包括：大蒜、洋葱、萝卜、韭菜、芦笋、洋姜、蒲公英、西蓝花、菊苣、扁豆和鹰嘴豆等。

不好嚼的蔬菜梗或茎也别丢掉。那些有嚼劲且纤维丰富的蔬菜部位，尤其西蓝花的根茎和芦笋茎，更能为肠道菌群提供营养。也可以选择服用益生元补充剂，但是要确保它的来源是真正的纤维，需要同时含有以下一种或多种成分：菊粉、低聚果糖、果胶、阿拉伯半乳聚糖、菊苣根、金合欢纤维、洋蓟纤维和青香蕉纤维。

让食用发酵食品成为一种风尚

发酵食品如酸菜、酸奶、泡菜、味噌和开啡尔（发酵牛奶）都含有益生菌，这些益生菌与肠道中的有益细菌相结合，共同促进肠道健康。研究表明，新的益生菌会助力肠道原住有益细菌更好地维护健康。由此可见，每周都吃上几次才好。

忌食传统方式产出的肉类、家禽、乳制品和鸡蛋

传统方式饲养的动物，如牛、猪和鸡，绝大多数是吃大量抗生素长大的，这样不仅能避免它们生病，还能在屠宰前把它们养肥。人一旦吃了它们的肉，抗生素就会进入人体。此外，这些动物大部分摄入了激素，很可能还吃了转基因玉米或大豆。这类食物对肠道可一点好处都没有。

将抗生素的使用率降至最低

在弗兰克看来，抗生素是滥用最多的药物之一。当然了，感染严重时偶尔服用抗生素无可厚非，但很多时候，吃这些药物并非必需，还有可能导致人体产生抗生素耐药性。在肠道内，它们是不分敌我的杀手，无论是有益菌还是有害菌，统统被消灭。有条件的话，可以选用草药"抗生素"或抗微生物草药，它们对人们想要清除的有害菌下手更狠，而对有益菌更友好。如果医生开了含有抗生素的处方，问问有没有其他可行的替代疗法，或者不妨与医生共同商讨治疗方案，比如与功能医学医生合作，他们不会过分依赖抗生素。

避免使用质子泵抑制剂

权威研究表明，依赖胃酸阻滞剂的人，其肠道菌群很可能

这么睡，不会累

缺少多样性。这就意味着这类人更容易患肠漏及消化类或免疫类疾病。这些人的当务之急应该是彻底减少对质子泵抑制剂的依赖，可以通过改善饮食来恢复菌群多样性（同时会惠及其他方面的健康）。

每天服用益生菌

益生菌是一种补充剂，可以为肠道提供更多有益的微生物。尽管获取益生菌的最佳途径是食物，但是你也可以服用益生菌胶囊或益生菌粉，这些补充剂的功效与发酵食品是一样的。如果你正在服用抗生素，可以搭配高质量的益生菌来平衡肠道菌群。

过滤饮用水

含氯水不仅可以杀死有害细菌，还能防止许多依赖水传播的疾病发生。然而，饮用这种水也会杀死肠道菌群中大量的有益菌。为避免肠道受氯气伤害，花点钱买个好的净水器，这样就可以将水中的氯过滤掉了。

改善情绪

肠道不仅能够通过"微生物—肠道—脑轴"影响情绪，对于大脑释放的情绪、压力、焦虑以及抑郁也很敏感。情绪是影响睡眠质量的重要因素，本书第五章提出的许多"生活助眠"

建议都是关于如何进行深呼吸和减轻压力的。养成这些习惯能够事半功倍，不仅可以帮助平复情绪，促进夜晚惬意安眠，而且能改变影响肠道健康的脑电波波长。

遵循健康的生活方式

记住，肠道是整个身体的缩影。那些帮助你保持节律、改善整体健康状况的习惯——经常锻炼、让日常生活具有稳定性、节制饮酒、彻底戒烟——最终也会让体内肠道菌群受益。

3 高糖食物干扰身体识别信号

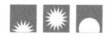

本书的两位作者自认为是通情达理之人，也挺招人喜欢。而且我们也说过，这本书就是让大家选择和培养适合自己的习惯的。但谈到糖的问题，我们得做一回"恶人"。今天，诸位必须将那些破坏睡眠、伤害大脑、扰乱激素和损害健康的"废物"从自己的生活中清理出去！

对于人体自然节律来说，糖分就是最大的"破坏分子"。含糖食物和饮料会让体内激素如坐过山车一般忽上忽下，导致身体无法依照常规识别饥饿感，于是吃得更多、更频繁，然后

　　　　　　　　　　　这么睡，不会累

又将摄入的热量转化成脂肪。另外，糖还会刺激"奖励"激素分泌，让人吃得越来越多，从而获得暴食的满足感。这听着耳熟吧？真相是：糖与烟草、酒精甚至海洛因一样，都很容易让人上瘾。谈到酒精，我们要知道，以果糖形式存在的糖和酒精一样，也会伤肝，且最终会转换成脂肪。若不断摄入含糖食物（皆因人类生性喜糖），不仅会导致体重增加、血糖升高、炎症反应加重，还会患上糖尿病、心脏病、癌症、痴呆症、抑郁症以及不孕不育症。

对睡眠而言，似乎上述任何一种情况都不足以破坏（身体获得修复性休息所仰赖的）睡眠循环，但糖还会导致一系列其他问题：

- 2016 年的一项研究证实，糖分摄入量较高与睡眠较轻、恢复性睡眠较少、夜间频繁醒来有关。[52] 你是否体验过宿醉后浑身难受的感觉？这是因为身体内糖分骤降。即使睡觉的时候，这种情况也会发生，导致你频频醒来。

- 另外一项研究出自哥伦比亚大学，该研究的结论是，饮食中精制碳水化合物（特别是添加糖的）含量高的人群患失眠症的风险更高，对 50 岁及以上的女性而言尤其如此。[53]

- 血糖升高时，身体会通过释放胰岛素做出反应，胰岛素能够降低血糖浓度，但最终会刺激肾上腺素和皮质醇的分泌，你应该还记得这两种激素的作用相当于大清早多喝了一杯咖啡。

- 代谢糖会消耗大量镁元素。人体需要这种重要的无机盐来维持 γ- 氨基丁酸水平。

- 一旦糖分令大脑快感中心的多巴胺含量激增，就会扰乱调控身体进食时间的关键节律。高热量的食物（也就是那些高糖、高脂肪的食物，而非健康的、未经加工的食物）让身体错以为需要吃下更多食物，特别是脂肪含量更高的食物。还有，你说对了，这些食物含糖量也更高。这会引发一连串后果：你会摄入更多破坏健康的食物，继而干扰身体接收的信息，搞不清楚自己需要吃什么、什么时候吃。[54] 下一节就会谈及，要保持日常节律，不只要注意吃什么，什么时候吃也要注意。

莫忽略隐藏糖分

也许以前你听过这句话，但我们还是要再强调一遍：你摄入的糖量很可能超出自己的认知。若食用加工食品（所有带包装的食品），就很可能摄入了生产商添加的某种类型的甜味剂（一种廉价防腐剂）。加入这类成分可能是为了丰富口感，可能

是作为防腐剂，也可能只是为了让你爱不释口。这些糖分通常被称作"添加糖"，既包括蔗糖和高果糖玉米糖浆，也包括蜂蜜、龙舌兰糖浆、枫糖浆和果汁，只是后面这些通常被视为"健康"或"纯天然"的甜味剂，更具误导性。除非是由纤维合成的糖（水果和蔬菜中天然生成的糖分），否则就没有所谓的"纯天然"或者"健康"一说。一定要检查入口的每样食物的成分表，特别是调味品、调料、零食、饮料，这些食品通常有隐藏的糖分。

4 遵照昼夜节律规律饮食

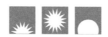

白昼和黑夜是影响人体主生物钟的主要因素，还有另一个重要因素有助于设定身体节律——饮食。吃饭的时候，人体第二生物钟（消化系统）会推算出用餐的具体时间，为你设定专属的 24 小时饮食周期。这样一来，消化系统可以据此调整释放消化酶、吸收营养、排出废物以及进行自我修复的时间。肠道菌群也有自己的昼夜节律，用来调节特殊细菌的平衡——一些细菌白天的数量多，另一些菌群则晚上的数量多。

借助"微生物—肠道—脑轴"的即时通信系统，肠道不断与大脑中的主生物钟协同工作，为大脑提供肠道系统的种种信息。如果主生物钟存在误差，身体的整体节律就会受影响。由此可见，即使睡眠充足，肠道问题也很有可能会使整体节律偏离正轨，通常会导致时差反应，时差反应的继发症状包括脑雾、疲劳、消化问题、肠道菌群失衡等，随着时间的积累，还会出现更严重的慢性病。

要重回肠道最佳循环周期，最有效的方法之一就是遵照昼夜节律饮食，将一日三餐视为帮助身体恢复"出厂设置"的路径，因为身体的原始设置就是在特定时间接收特定数量的食物。

接下来看看各位消化道的昼夜节律吧（肠道菌群自动调节节律与之适应，且大力协助其工作）！

- 上午 6~10 点，消化道"大火炉"开始一天的工作，这一时段的火力还未全开，消化系统正在寻找引火柴燃起熊熊烈焰。
- 上午 10 点 ~ 下午 2 点，新陈代谢达到最高峰，随时都可以"燃烧"食物，使之转换为维持生命活动的营养和能量。这段时间的胰岛素敏感度最高，身体能够将摄入的所有葡萄糖当作燃料。
- 下午 2~6 点，消化系统的指示灯逐渐减弱，直至夜幕降临，胰岛素的敏感度也会逐渐降低。

- 下午 6 点 ~ 晚上 10 点，身体开始进入舒缓、安静模式，为睡觉做"断电"准备。

- 晚上 10 点 ~ 凌晨 2 点，消化火炉重新燃起，但并不会帮助你消化睡前偷吃的一碗麦片。这种重启会在睡眠过程中进行，以便促进消化系统完成自我修复和其他维护活动——只有消化完食物才能做这些工作。这就是为什么晚上 10 点以后还在熬夜的话，你会感觉元气恢复，胃口也在深夜变大。午夜的饥饿感并非真正的饥饿感，只不过是消化系统在"加班工作"，清除垃圾而已。

饮食助眠计划

要想恢复睡眠节律，必须改变饮食模式，促成人体的消化周期。不妨将下列做法作为促进个人睡眠的新菜单：

- 选择固定的用餐时间。就像小狗一样，身体也能够学会预测进食时间，释放酶和激素帮助消化。每天同一时间进食不仅可以确保消化系统正常工作，还能保证新陈代谢的运作与主生物钟一致。周末也不例外。如果每周有两天的饮食习惯不同，节律就会受到社交时差的不利影响。可以这么说，人体的自然功能才不管今天是周几呢。

- 早餐清淡简食。早晨是身体切换白天模式的开始，只是还没有完全达到正常状态。这时可以给消化系统"送上"清淡且营养丰富的早餐。奶昔是特别好的选择，不仅能够最大限度地提供营养，而且不会对消化系统造成太大压力。另一个促进睡眠的选择是不吃早餐，遵循间歇性断食方案，本章第五节会做详细介绍。

- 午餐丰盛。消化系统在一天的中间（上午 10 点 ~ 下午 2 点）需要得到大部分燃料。吃一顿健康的早午餐或午餐（最好食用天然食品，并且多食用蔬菜）可以为身体提供一天所需的大部分营养。这样可以消除夜里进食的欲望，让消化系统的火焰逐渐熄灭。

- 晚餐少食或不食。近年来，"晚上吃得丰盛点"的想法颇得人们推崇，可谓正中很多人下怀。诚然，晚上是社交和自我反思的好时机，这两件事自不必改变，但是晚上吃太多东西对消化系统（乃至腰围）实在没什么好处。太阳开始下山时，人体的消化道也在为转换夜班而做准备。因此，晚餐吃得越晚，食物越得不到充分消化，这就会导致胃酸反流、胃痉挛以及消化不良等问题。不仅如此，消化系统还要加班加点，不仅让人睡得更不踏实，还会破坏夜间栖息在肠道的菌群的平衡（让你睡得更差）。还有，若习惯性地在晚上吃最丰盛的一餐，其实就是在敦促身体分泌胃促生长素（饥饿激素），而正常情况下，这种激素在一天中会逐渐减少。长此以往，身体就会在平素不会饥饿的时候觉得饥饿，重要的激素节律也会受到干扰，同时会导致腹部堆积脂肪。

其实，人体更喜欢禁食入眠，这样在睡眠过程中就可以优先进行自我恢复及重建。简而言之，晚上简单吃点，至少要在睡前 2~3 个小时吃完晚餐，当然睡前 4 小时吃更好。如果某天晚上的确吃得很晚，也不要为了满足睡前 2 小时不用餐这一标准而熬夜。赶紧去睡吧，然后开启新的一天。

5　夜间禁食：让消化系统休息一下

现今，定期短暂禁食已是人类的常态，这与过去按需进食不是一回事。现在我们知道，短时间内着意采取不进食的做法（又称间歇性断食）对人体是有益的，原因如下：

- 消化系统不需要一直消化食物来让恢复能力变得更强。
- 有助于新陈代谢与激素分泌和昼夜节律重新同步。
- 促进新陈代谢燃烧体内囤积的脂肪。
- 降低血液中的胰岛素浓度，延长低胰岛素期，给身体燃烧能量的信号，保持低胰岛素状态（与连续进食的情况相反）。

- 这是兴奋效应的最佳例证，或者算是对身体略施压力的方式，以此刺激身体排毒、更新和恢复能量。
- 激活细胞自噬，这是一种全身细胞修复过程，可以清除细胞中的废物，减轻炎症、延缓衰老、优化线粒体功能，可增强抵御疾病的能力，帮助你恢复活力、改善气色。

最重要的是，通过夜间禁食——并达到两餐间隔16小时的理想标准，诸位可以督促自己恢复正常的饮食节律。将每日第一餐时间推迟到消化系统和新陈代谢功能最强时，建议大家晚饭早吃、少吃。吃完一天最后一顿饭，美美地睡上一夜，醒来时已然完成禁食——完美不过如此。如果身体可以在夜间做该做的事，你就能睡得更沉、更香，主生物钟及其附属生物钟也能非常开心地工作。

从本质上讲，夜间禁食与优质睡眠很像，其疗效能够惠及全身，给身体带来积极的下游变化，比如体重降低、新陈代谢改善、血糖稳定、血压降低、看起来更年轻、感觉更有活力等等。

当下流行的禁食方案（也叫作"间歇性断食法"或"限时进食法"）版本不少，我们将步骤简化如下：

- 第一天最后一顿饭和第二天第一顿饭间隔约16小时。

这么睡，不会累

如果晚上 8 点吃完晚饭，那么"吃早餐"的时间就是第二天中午 12 点左右；如果下午 6 点吃晚饭，吃下一顿就在第二天上午 10 点左右（研究表明，16 小时是细胞自噬，即人体自我清洁机制，发挥作用所需的时长）。

- 如有必要，可以累计时间。以 12 小时（这是良好消化和夜间排毒的理想时间，之后逐步增加）为起点开始累计。记住，其中 8 小时要用来睡觉。

- 若将这种断食法作为基本禁食措施，一周做 1~2 次即可；若想成为禁食达人，则每天都要做。选择对自己有效的方案就好，不见得要天天做，但也别一天都不做。

- 不用担心早上空腹锻炼会对身体不好。晨起后锻炼对身体有益，能够促进体内囤积的脂肪转化成能量，而不必从食物的葡萄糖中摄取能量。

- 喝水。或者退而求其次，喝茶。还有第三个最佳选择，那就是喝黑咖啡——如果真的有必要，可以加点纯脂肪，比如中链甘油三酯、奶油或无糖牛奶替代品，这些不会像糖或者普通牛奶一样触发胰岛素分泌。水是最理想的，因为其他任何物质都需要依靠肝脏分解，阻碍细胞自噬过程。但也有相反观点认为，只要没有触发胰岛素反应（由碳水化合物引起），严格来讲，其实还算处在禁食期。

- 别再加糖了。戒掉含糖食物会让禁食更容易。许多人发现，将所有谷物（有时还有豆类）从饮食中去除也有助于夜间禁食。这也是为什么自我重置（本书第十章）是夜间禁食的绝佳时机。

- 以上方案的适用者不包括怀孕、哺乳和服用多种药物的人群，经过严格训练的运动员，体重过轻者（体重指数 <18.5），以及未满 18 岁的人群。此外，如果感觉自己"压力极大"或是心烦意乱，可以利用兴奋效应（尽管短暂）冷静下来——现在身体不需要额外的负担。还是那句话，如果有任何疑虑，就随时咨询医生。

6 清醒入眠：睡前喝酒并不能安眠

本书作者和许多科学家都会非常笃定地告诉你：酒精对睡眠的危害极大。很多人可能会觉得喝杯酒能让人浑身轻松、昏昏欲睡。其实哪怕只有一次夜间畅饮，也会扰乱睡眠周期。豪饮不仅会让你夜间频繁醒来（通常是难以察觉的，起夜小解那几次除外），阻止你进入深度睡眠阶段，还会对你身体的多项恢复性工作造成干扰。最重要的是，尽管已经在床上待了足够长的时间，可醒来还是会感到疲惫不堪。没有得到适度休息，就只能硬着头皮承担后果：渴望用糖和碳水化合物快速补充能

　　　　　　　　　　　　　　这么睡，不会累

量，太过乏累无法锻炼，靠咖啡因保持清醒。这一切都会扰乱第二晚的睡眠，由此形成恶性循环。

结论

酒喝得越多，喝酒时间离睡眠时间越近，对睡眠的负面影响就越大。即使一天只喝两杯酒，也足以干扰夜间睡眠，因为酒精的影响会超过 24 小时。

我们的建议

直面现实生活，做出成熟理性的选择

我们知道，喝酒是跟朋友一起庆祝或大快朵颐的好方式，甚至可能是工作的一部分。我们只是告诉你，要考虑喝酒对睡眠的影响，然后做出成熟的选择。自我重置（本书第十章）倡导人们放弃酒精，经历过这个环节后，也许你会发现酒也没什么好想的，或者至少会有一个是否会影响睡眠的饮酒标准。

谨慎选择一天中喝酒的时间

研究发现，某些时间段，身体处理酒精及类似饮品的效率要高于其他时间段。[55] 事实证明，人体会随"欢乐时光"（酒吧供应打折饮料的时间段）而做自我调整，使自身的最佳酒精代谢时间段保持在傍晚至夜里。而那些在早午餐后喝了三杯含羞草香槟酒的人几乎会告诉你，上午是人体代谢酒精效果最差

的时段。

谨慎选择酒品类型

若有可能，要选择低碳水、低糖的酒。高品质的龙舌兰酒（不掺含糖软饮料）由 100% 龙舌兰酿造而成，宿醉感通常不像别的酒那样重。伏特加和杜松子酒也是不错的选择。但我们认为，最优质、最纯净的助眠物质可能还是要从草药中提取（详见第六章第九节及第六章第十二节相关内容）。

以酒助眠，大有隐患

酒精作为助眠手段广受人们的欢迎。据估计，20% 的人以某种形式依赖酒精，将其作为助睡眠神器。但实际上，酒精在很多方面会让你难以入眠：

- 首先，酒精会改变睡眠动态平衡，睡眠动态平衡是身体根据人们清醒的时长而调整睡眠需求的方式。这个过程需要利用腺苷（大脑中生成的化学物质）完成。醒着的时间越长，腺苷积累得越多；腺苷积累得越多，就越能阻止使人清醒的化学物质的分泌，从而形成更大的睡眠压力，这就是睡眠生理冲动，其会随着时间的流逝自然而然地增强。而饮酒会人为地提高腺苷水平，干扰其在体内自然积累的过程，令身体过早触发睡眠压力释放阀，扰乱自然的"睡眠—觉醒"周期。

- 酒精一旦经肝脏代谢完毕，其镇静作用就会消失，此时身体会经历所谓的"反弹效应"，包括从深度睡眠转变为轻度睡眠、醒来的次数增多，最终导致慢波睡眠时间以及潜在快速眼动睡眠时间减少。

- 酒精会抑制褪黑素的产生，大家都知道，褪黑素对身体保持昼夜平衡至关重要。研究表明，晚上睡前一小时内哪怕只喝一点酒，也能让褪黑素减少近 20%。[56]

- 葡萄酒、啤酒以及含糖软饮料中碳水化合物含量很高，会在体内转化成糖。半夜，一旦血糖飙升，就会引起身体的应激反应，从而扰乱睡眠。

- 睡前饮酒会引导大脑进入慢波睡眠模式（或称三角洲睡眠模式），对睡眠有益，但也会触发 α 脑电波（大脑在清醒状态下安静休息时产生的波长）活跃。这两种模式相互抵触，最终会抑制恢复性睡眠。

- 酒精会让全身放松，包括咽喉肌肉，但它会加重打鼾、睡眠呼吸暂停等呼吸问题。

- 深夜饮酒——即使只是少量——也有可能干扰身体机能，使其无法对早晨重要光线信号做出反应，进一步干扰主生物钟。[57]

7 控制咖啡因，重建身体和大脑的连接

我们知道你疲惫不堪，拖拖拉拉，头昏脑涨，需要提神。还有什么比咖啡因更能提神的呢？咖啡因可是大自然创造出的完美药物之一，几乎可以让你瞬间再次（或第三次，或第四次）找回状态，迅速集中注意力，还可以帮助你在健身房燃烧更多热量。但咖啡因对睡眠意味着什么呢？一个睡眠杀手！这是尼尔遇到的最大障碍之一——他喜欢喝咖啡，但一天到晚喝咖啡会扰乱节律。

咖啡因是一种兴奋剂，通过阻断大脑识别诱导睡眠的腺苷的受体来刺激身体。腺苷是人在清醒时身体系统不断积累起来的，会造成睡眠压力及睡眠冲动。咖啡因从根本上阻碍这一过程，欺骗大脑，令其相信身体并不疲惫。咖啡因的阻碍作用持续时间越长，体内积累的腺苷就越多。咖啡因的作用最终消退时，所有积压的腺苷都会回流到大脑中，让人感觉比喝咖啡、红茶、功能饮料前更累（这些饮品可谓人们精神崩溃的罪魁祸首）。另外，咖啡因还能抑制褪黑素的产生，甚至比强光的抑制作用更大。所以，现在你得靠咖啡因保持清醒、正常工作，可这样一来就会更困，从而需要摄入更多咖啡因，这就是所谓的"咖啡因因果循环"。

如果想改善睡眠，需要中途阻断这个循环，重置节律。要做到这一点，需要对摄入咖啡因的量以及时间有更清楚的了解：

- 设定咖啡因摄入时限。建议每天最后一次摄入咖啡因的时间不要迟于午后 1 点。咖啡因的半衰期为 5~7 小时，这表示喝完一杯咖啡 5~7 小时后，还有一半咖啡因留在体内。如果你代谢缓慢（见下文），需要的时间可能更长。
- 适当减量。一杯 20 盎司（约 591 毫升）、含 200 毫克意式浓缩咖啡的拿铁，和 50 毫克纯意式浓咖啡在人体内的分解时间是有区别的。对于尼尔来说，改为半浓缩的美式咖啡无疑是很棒的解决方案，虽然他仍旧感觉自己每天都在喝咖啡，但每次咖啡因含量只有 45~75 毫克。即使每天喝 3~4 杯半浓缩美式咖啡，总咖啡因含量也只有 150 毫克左右，而等量的纯浓缩美式咖啡的咖啡因含量是 500~600 毫克。我们建议各位将每天的咖啡因摄入量控制在 400 毫克以下，相当于 4 杯 8 盎司（约 236 毫升）的咖啡。但是，如果你确认自己代谢缓慢，可能需要降低摄入量，可以寻找咖啡因替代物，比如 L- 茶氨酸（一种氨基酸），将其作为补充剂服用，或放在绿茶中饮用，这样可以提高注意力。

- 注意隐藏咖啡因。咖啡因几乎无处不在,特别是巧克力和某些药物里。这些咖啡因含量应计入每日摄入总量。
- 学会坦诚。如果喝完咖啡感觉很不舒服,很可能是因为代谢缓慢。先问问自己为什么要喝咖啡,如果喝完让自己夜不能寐,就更应该自问为何要喝咖啡。一旦遵循改善睡眠的计划,你会发现自己对咖啡因的依赖会不断减弱。

你的咖啡因代谢类型是什么?

一项有关人体如何处理咖啡因的新研究发现了两种代谢类型:一种是快速代谢型(临睡前喝一杯浓缩咖啡,入睡也没有问题);另一种是代谢迟缓型(早上喝一杯咖啡,一整天都会焦虑不安),这取决于人体携带的"咖啡因基因":

CYP1A2 基因负责编码一种酶,这种酶有助于分解咖啡因,促使其更快代谢。

CYP1A2 *1F 基因是 CYP1A2 基因的突变,目前来看,其作用正好与后者相反,会减缓咖啡因的代谢速度。

你不仅可以通过基因组检测了解自己的代谢类型,也可以通过自我检测得出非常准确的结论:摄入咖啡因几小时后,问

问自己生理、心理及情感上有何感受。代谢缓慢的人喝完咖啡之后会有恍惚感（有时长达 9 个小时）。而代谢速度快的同龄人则精力更充沛，反应更敏捷。

8 早戒烟，早睡好觉

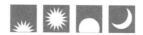

我们有话直说：吸烟不仅会导致种种健康问题（肺气肿、慢性支气管炎、哮喘、心脏病、心力衰竭、脑卒中、过早衰老、口腔癌、肺癌和肾癌等，当然你更像一只行走的烟灰缸，浑身是味），而且对睡眠的影响相当大。（香烟和电子烟中都有的）尼古丁是一种兴奋剂，会抑制深度睡眠。研究表明，吸烟者浅度睡眠时长比不吸烟者长，他们慢波睡眠的质量也会打折扣。由此可见，还是靠深吸气（而非吸烟）保持冷静更靠谱儿。

戒掉尼古丁也会使睡眠质量下降，但这只是暂时的，其他睡眠改善方案很快会给予补偿。

9　正确看待药物的作用

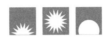

　　想要夜里睡得更香很简单，只要少用或不用处方药和非处方药就可以。许多药物会产生副作用，直接或间接干扰睡眠。例如，治疗高血压和哮喘的药物可能会导致失眠，而一些治疗感冒、咳嗽以及流感的药物则会让你昏昏欲睡，从而干扰"睡眠—觉醒"周期。同时，还有许多药物（如质子泵抑制剂、抗生素以及选择性血清素再摄取抑制剂等）会给肠道带来负担，破坏肠道菌群平衡，干扰激素分泌，增加炎症[58]——最终，这种状况会导致诸多睡眠问题。

　　各位吃的药并不是一点用没有。这药不是在真空中发挥药效，而是只针对你的病症产生作用。它会改变整个体内环境，干扰或关闭某些自然过程，带来一系列副作用，从体重增加、情绪波动到头痛、消化问题，再到心律失常、血压升高，这些影响会破坏身体健康、打乱生理节律、干扰睡眠。实际上，刊登在某著名医学期刊上的一项研究发现，药物实验的报告（医生用来制定治疗方案的依据）隐去了差不多 65% 的副作用。

　　我们不反对用药，但是我们反对不对健康问题追根溯源的做法。许多药物往往只能治疗外显的病症，对潜在的病源却没有疗效。没错，有些药物在危急时刻可以救人一命，但大多数情况下，人们服用的许多药物可能弊大于利。大量研究表明，节食、食补、缓解压力和改善睡眠在很多情况下比任何药物都有效。

让我们回到本书引言中提出的问题：如果一棵树的叶子开始变黄，只是把它们涂成绿色是没用的，症状有所改善不能说明病已被治愈。相反，你要找出问题的根源，看看那些树叶究竟是为什么变黄的。同样的道理也适用于睡眠改善方案——睡眠不佳是一种症状，反映出身体有潜在的问题需要解决，有时还是导致其他症状的根本原因。这两种状况都不能指望服用三片安必恩就搞定，当然不能。只有重新评估饮食习惯、生活方式以及周围环境，才能让整个节律重回正轨，与自然节律同步。依靠药物解决的健康问题也是如此。幸运的是，很多情况都可以通过饮食习惯、生活方式、环境以及更好的睡眠（你猜对了）成功缓解。

臭名昭著的睡眠干扰药物

- 抗心律失常药（治疗心律问题）。
- β 受体阻滞剂（治疗高血压）。

- 可乐定（治疗高血压）。

- 皮质类固醇（治疗炎症或哮喘）。

- 利尿剂（治疗高血压）。

- 含酒精的咳嗽药、感冒药和流感药。

- 含咖啡因的头痛药和止痛药。

- 尼古丁替代品。

- 抗组胺药（治疗感冒和过敏）。

- 抗抑郁药（治疗抑郁症或者焦虑症）。

- 拟交感神经药（治疗注意缺陷障碍）。

- 茶碱（治疗哮喘）。

- 甲状腺激素（治疗甲状腺功能减退症）。[59]

写下睡眠处方

- 仔细研究一下令自己备受其扰的病症根源。确认这些问题有哪些替代治疗方案——可以和药物或者替代药物一起使用，并据此制定自己的方案，这份方案得是有理有据的。

- 不要擅自停药。盘点目前服用的所有药物，然后询问你的保健医生：

这种药的功效是什么？

这种药能治疗潜在疾病吗？

有可能出现的副作用是什么？

这种药物证实有效的依据是什么？

我可以先试试药物的天然替代品吗？

- 寻找支持者。如果你的医生不愿意同你一起探索替代治疗方法，那么你可能还是需要找一位愿意配合的。功能医学医生的专攻方向就是寻找患者病症的根源，通常其会在开处方前建议患者改变饮食习惯和生活方式，其面诊费用比传统全科医生高，大多数会愿意与你一起结合预算制定合适的方案。

节食、锻炼、缓解压力、替代疗法、补充剂

可能更有效的病症

中度高血压（收缩压数值始终在 140~160 之间）。

冠状动脉疾病。

中度高血压与早期 2 型糖尿病。

关节炎。

周身疼痛。

病毒性上呼吸道感染。

感冒和鼻窦炎。

偏头痛和慢性头痛。

烧心与胃酸反流（胃食管反流病，GERD）。

肠易激综合征（IBS）。

粉刺、牛皮癣、湿疹，以及其他许多皮肤病。

轻中度抑郁症。

轻中度焦虑症。

很多自身免疫性疾病。

10 让阳光召唤更多维生素 D

维生素 D 是我们从阳光中获取的重要微量营养元素，对人的整体健康状况极其重要，长久以来，传统医生一直没有重视其作用，这一点实在令人讶异。大量研究表明，几乎所有重大慢性病与缺乏维生素 D 有关，包括不孕症、经前期综合征、抑郁症、季节性情感障碍、高血压、糖尿病、免疫反应失调、自身免疫性疾病、帕金森病、多发性硬化症、阿尔茨海默病和癌症，另外，缺乏维生素 D 还可能造成睡眠问题，比如睡眠中断、失眠和整体睡眠质量下降等。[60]

我们强烈建议各位提升对维生素 D 的认知，接受相关检测（或自我检测），必要的话，与医生一起制订计划，将身体的维生素 D 含量提升到应有的水平。你的睡眠（和健康）需要它！

缺乏维生素 D 有什么危害呢？

作为许多人口中的阳光维生素，实际上维生素 D 是一种具有类激素活性的类固醇，可调节 200 多个基因功能，对生长、发育和保持健康至关重要。我们不仅可以从食物中摄取一小部分维生素 D，还能通过阳光合成一部分。然而，事实是数百万人缺乏维生素 D，尤其是大部分时间待在室内和远离阳光的人。尽管这看起来不是什么大问题，但许多专家认为维生素 D 缺乏症是一种隐蔽性流行病，为许多严重疾病埋下了祸根。维生素 D 具有免疫和预防癌症等基本功能，有助于保持神经、心血管和骨骼健康，缺乏维生素 D 的危害是显而易见的。

有 40%~75% 的人缺乏维生素 D

全球约有 10 亿人缺乏维生素 D，其中许多人居住在美国北部。包含以下几类人群:

- 久居室内一族，或大部分时间待在室内，几乎不接触阳光的人。
- 生活在北半球的人。
- 肤色较深的人通常缺乏维生素 D，因为需要接触更多阳光，才能摄入与皮肤白皙的人等量的维生素 D。
- 身穿罩衫，或用衣物从头到脚保护皮肤，或涂着防晒霜阻止皮肤从阳光中合成和产生维生素 D 的人。
- 皮肤较薄的老年人，其生成维生素 D 的能力下降，所以 50 岁以上的人更容易缺乏维生素 D。
- 超重 / 肥胖以及身体脂肪过多的人。
- 肠道有问题的人，其肠道菌群可能无法吸收足量的维生素 D。
- 孕妇，其维生素 D 需求量高于常人。

自我检测

有维生素 D 委员会之类的组织会提供不少有效资源，增加大众对维生素 D 缺乏症的认识，还为检测体内维生素 D 含量提供价格合理的试剂盒。用户和医生可以根据检测结果为自己量身打造补充计划。不能独自检测的原因是自己无法检测与其他药物发生的相互作用，如降低胆固醇的药物、皮质类固醇以及治疗癫痫的药物。

了解检测结果

务必提醒医生你期望达到的是最佳水平，而不只是接近正常水平。大多数全科医生的设定标准是，当血清 25-OH-VD 数值大于 20 纳克每毫升，维生素 D 含量为"充足"，但是弗兰克和他的大多数功能医学同事都清楚这个水平偏低。那么达到什么水平为好呢？50~80 纳克每毫升是预期的最佳范围。

远离维生素 D 缺乏症：简单方案

如果你不能搬到赤道附近居住，那么无论住在哪里，都可以用以下办法跟踪体内维生素 D 含量，并让其达标，保证身体健康：

- 每年进行两次维生素 D 检测，最好安排在春季和秋季。

- 接受适量日晒——当然要适度。每天中午哪怕只有短短 15 分钟不涂防晒霜也能提高维生素 D 水平，这取决于肤色。有些智能手环或应用程序可以监测阳光强度，保证健康得以维持正常状态。

- 若无法接受阳光照射，确保补充足量维生素 D。这里提出两种选择：维生素 D_3 和维生素 D_2，前者是人体在阳光的照射下产生的维生素 D，后者是一种合成物。服用维生素 D_3 时，就不要再吃维生素 D_2 了。

- 维生素 D_3 补充剂（最好与维生素 K_2 搭配使用）可以和含健康脂肪的食物一起吃。因为维生素 D 是一种脂溶性维生素，需要摄入适量脂肪才能吸收。根据弗兰克的经验，大多数人每天需要摄入 2000~10000 单位的维生素 D_3 补充剂，具体情况取决于每个人血液的维生素 D 含量。

- 留意口腔中有没有金属味，是否出现越来越口渴、皮肤发痒、肌肉酸痛、尿频、恶心、腹泻和 / 或便秘等症状，这些可能是维生素 D_3 摄入过量的罕见症状。

11　褪黑素：贵在天然，择优助眠

　　弗兰克的患者以及数百万人都陷入一大误区，那就是他们相信服用褪黑素药物是有效改善睡眠的无害疗法。可问题在于，褪黑素是一种激素，而非维生素或神奇助眠药。和其他激素疗法（雌激素、睾酮）一样，服用褪黑素补充剂就是摄入一种活性生化物质，以此引起生理上的变化。实际上，在全球范围内，褪黑素仅在美国和加拿大两个国家作为非处方补充剂出售，在其他国家和地区都属于处方药。因此在美国，褪黑素的效用和剂量的一致性并未受到像其他药物那样的监管。

　　　　　　　　　　　　　　　这么睡，不会累

合成褪黑素不仅会按下"人体按钮"，让人昏昏欲睡，还是通知身体停止工作的化学信号，触发一系列生理变化和代谢功能变化。而且摄入额外褪黑素不仅会影响睡眠机制，还会改变消化和情绪等方面的状态。

除此之外，服用合成褪黑素还有一个最大的问题，那就是人体内天然褪黑素运作过程会受到干扰。研究表明，褪黑素服用时间不对或服用剂量过大都会使褪黑素受体脱敏，身体运用褪黑素的功能也会逐渐降低，直至丧失殆尽。如果你服用过褪黑素补充剂，可能已经意识到这一问题，毕竟随着时间的累积，需要不断加大剂量才能保持效果。

补充褪黑素极有可能无法解决潜在的睡眠问题。如果失眠与焦虑、压力或肠道问题有关，服用褪黑素也无济于事。褪黑素无法弥补已有不良睡眠习惯带来的问题。

虽然身体更喜欢自然分泌的褪黑素，而不是在科学实验室分离出来的化学物质，但是我们内心也非常清楚，针对性地短期服用褪黑素补充剂可能会改善睡眠。

或许褪黑素补充剂对下列状况有帮助：

- 慢性睡眠节律问题。将褪黑素补充剂当作辅助轮——一种在晚间恰当时间摄入褪黑素的暂时做法，直到建立稳定的睡眠节律为止。只要用法安全，至少可以持续服用褪黑素一年时间，但是弗兰克建议，若想形成稳固的睡眠节律，可先服用一个月，再断药超过两周，然后再服药、断药。

- 年龄渐长引发的失眠症状。内源性（体内）褪黑素分泌量会随着年龄的增长而逐渐下降。服用褪黑素补充剂，培养新型睡眠和激素分泌习惯，可以让身体系统快速重新启动。

- 需要因时差或夏令时调整睡眠节律。如果睡眠节律暂时紊乱，那么服用褪黑素补充剂有助于重新建立正常的睡眠模式。为保持活力，尼尔和弗兰克外出旅行时常会有策略地服用补充剂。

更安全的补充剂

- 用量：通常使用的标准剂量为 3~5 毫克，这远远超过睡眠所需的量。越多不代表越好，从理论上讲，过量用药会抑制内源性褪黑素的生成。建议单独服用 0.5~1 毫克褪黑素，不推荐服用含有褪黑素的混合物。不妨试试缓释药物配方（参见下文的用药时间安排）。

- 产品质量：在北美，褪黑素补充剂不受监管，产品质量令人担忧，所以要选择信誉良好的品牌产品，必须再三确认。

- 用药时间：服用褪黑素补充剂的时间至关重要，可惜大多数人的用药时间是错误的。褪黑素的半衰期很短

（30~45 分钟），睡前服用标准剂量的片剂会导致褪黑素提早达到夜间峰值。为了调节昼夜节律，得让身体重回自然释放褪黑素的生理节律。正常情况下，傍晚时分，人体内天然褪黑素水平是比较低的，随着夜色加深，这一水平稳步上升，在睡眠过程最后 1/3 的阶段达到峰值。这就是为什么我们建议睡前服用延时起效的药剂，或舌下含服半夜定时释放的药剂。

- 禁忌：将活性激素褪黑素摄入体内的同时，各位需要留意其对健康的影响，正在接受慢性疾病治疗的人群尤其要注意。比如，褪黑素会刺激促炎细胞因子的生成，关节炎基金会建议患有自身免疫性疾病的患者切勿服用褪黑素。建议各位在服用褪黑素补充剂之前一定要咨询医生。

12　服用（天然）镇静药更保险一些

（退一步说）尽管本书的两位作者算不上处方和非处方安眠药的狂热支持者，可我们笃信一定存在某些有效的天然替代药物，能让各位回归睡眠节律的过程轻松一些。一种药片永远不可能适用于所有病症，同样地，褪黑素补充剂也不是万能药。不过，这些药物使得你为改善睡眠所做的努力更有成果。由于许多补充剂对神经系统具有镇静作用，因此它们也可以逐步解决因焦虑或压力等导致的潜在的睡眠问题。要想搞清楚哪种补充剂适合自己，亲身体验是关键——一次试一种，然后看效果。如果结合睡眠追踪数据服用补充剂来观察某种补充剂是否有助于改善睡眠，那就更好了。

镁元素

许多人刚好缺乏这种镇静性无机盐，其原因是压力耗尽了身体里储备的镁元素。弗兰克非常热衷推荐患者补充镁元素，因为该元素不仅对许多身体功能有重要作用，还有助于镇静神经系统。一共有几种不同类型的镁补充剂。在理想的情况下，L-苏糖酸镁补充剂是个好选择，它是最易吸收的无机盐之一，可以越过血脑屏障。另外，也可服用缓冲镁和甘氨酸镁。如果有便秘症状，柠檬酸镁或氧化镁是理想的选择，可同时产生弛缓和轻泻的效用。镁元素通常以药片或粉末形式存在，但也可作为外用乳液使用。我们提倡在沐浴时使用一些泻盐（第四章第十节），这是一种可以通过皮肤吸收的镁。

推荐用量：夜间服用 300~500 毫克。

L-茶氨酸

这种提取自茶叶的氨基酸类似天然镇静剂，能够安定神经系统。L- 茶氨酸常与其他改善睡眠的成分（如 γ- 氨基丁酸、黄芩、西番莲和木兰）混合使用。

推荐用量：夜间服用 100~200 毫克。

B 族维生素

维生素 B_1、B_2、B_3、B_6 和 B_{12} 都有助于维持健康的神经系统，进而减轻身体所受压力的影响。压力也会消耗体内的 B 族维生素，多补充维生素总是没坏处的。建议选择含有叶酸的甲基化 B 族维生素。

推荐用量：按产品说明服用。

甘氨酸

作为另一种人体自带的天然氨基酸，甘氨酸对神经系统至关重要。研究发现，睡前补充甘氨酸可以改善长期睡眠不佳的状况。[61]

推荐用量：夜间服用 3~5 克。

磷脂酰丝氨酸

这种磷脂是所有细胞膜的主要成分，有助于平衡身体的皮质醇水平。如果持续处于压力状态，磷脂酰丝氨酸不失为最佳选择，一般可以与其他缓解压力的草药（如木兰和南非醉茄）搭配使用。

推荐用量：每日服用 200~400 毫克。

适应性（调节身体机理的）草药

这类草药名副其实，能够帮助身体适应生活压力。它们就像恒温器一样，在你精神疲惫时提供能量，在你精神紧绷时舒缓心态（也就是说，这类草药具备"双向调节"功能）。这类药不会像镇静剂那般让人昏昏欲睡，而是在休息时将体内皮质醇含量调节到适当水平，促进交感神经和副交感神经系统恢复到平衡协调状态。若定期服用，对辅助入睡、保持睡眠状态和改善睡眠质量大有益处。两种格外适合改善睡眠的适应草药是南非醉茄和灵芝，可以购买粉末状产品加入晚茶服用。

推荐用量：

南非醉茄：需服用含 2.5%~5% 混合内酯的南非醉茄提取物，每日 500~1000 毫克，有助于缓解焦虑并改善压力或焦虑状态下的睡眠状况。

灵芝：每日服用 1~2 克，有助于改善睡眠、增强免疫力。

L- 色氨酸

身体会将这种重要的氨基酸转化为血清素，用以调节情绪（尤其是缓解焦虑）和睡眠状态（尤其是加快入睡）。L- 色氨酸常用于草药助眠配方中，但也会在一些人身上起反作用，让人愈加清醒。

推荐用量：夜间服用 1~2 克。

黄芩

黄芩是薄荷属植物，其属于植物性药材，常用于传统医疗实践，对睡眠问题和焦虑问题有效果。目前已知黄芩会刺激γ-氨基丁酸的生成，这种神经递质具有镇定神经系统的效用。

推荐用量：夜间服用 1~2 克。

中草药和印度阿育吠陀草药

传统中医和印度阿育吠陀疗法都是传统治疗方法，几个世纪以来，草药都是其治疗方案的一部分。这些草药配方都是精心混制而成——它们搭配得当，配方效果与人的生理机能相辅相成。随着时间的推移，药效不断积累，身体逐渐恢复协调平衡，各种健康问题得到解决。一些治疗方案特别有助于改善睡眠，建议联系有经验的医生，制定符合特定需求的医疗方案。

γ-氨基丁酸

γ-氨基丁酸是一种天然氨基酸，在大脑中充当保镖的角色，会阻断或压制大脑信号传播，镇定神经系统。这种氨基酸有助于缓解压力、焦虑或恐惧，同时促进身体放松、改善睡眠。失眠和睡眠中断与体内 γ-氨基丁酸活性低有关，安眠药和抗焦虑药（如安定、阿普唑仑）通过作用于身体本身的γ-氨基丁酸系统来镇定助眠。可以从饮食中摄取 γ-氨基丁酸，特别是泡菜、味噌和豆豉等发酵食物，以及红茶和乌龙茶，另外也可摄入补充剂。

推荐用量：夜间服用 300~660 毫克。

缬草根

自古以来，缬草根就被用于放松和助眠，其含有多种抗焦虑的助眠化合物，比如，可抑制大脑中 γ- 氨基丁酸分解的戊酸，可使人平静安定（与抗焦虑药和安眠药同效，但更安全）。研究表明，服用缬草根有助于提高入睡能力、睡眠质量与睡眠时长。

推荐用量：夜间服用 300~600 毫克。

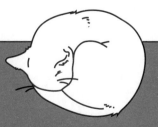

第七章

环境助眠

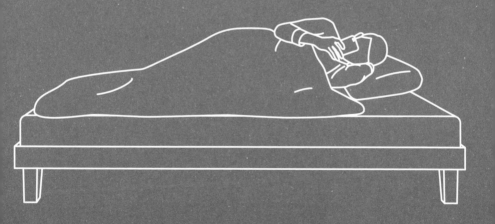

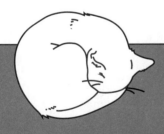

为解决影响睡眠的潜在健康问题，你已经尝试了很多做法，包括遵循规律的睡眠时间表、养成新的日常助眠习惯等。尽管这些做法为成功改善睡眠奠定了基础，但睡眠环境这门课一定得学，不然我们可不能让你从睡眠学校毕业。

　　夜间睡眠环境对睡眠节律至关重要，睡眠环境要么会干扰褪黑素分泌，以及慢波睡眠的恢复性过程，要么会对两者起促进作用。室内温度、安神气味、寝具质量及与伴侣的契合度等因素都需要关注，这些与那些言之无物的杂志文章说的可不一样。把卧室打造成"睡眠圣地"也不见得搞得多复杂，花费多昂贵，只需非常简单地调适，就能创造放松又治愈的空间。

　　理想的睡眠环境和人类祖先居住的洞穴没什么不同——阴暗、凉爽、安静。当然，我们还可以稍作改善，比如准备一个舒适的床垫，用来支撑关节部位，还可以避免因身体疼痛而难以入眠；可以使用吸热不多的透气寝具；此外也可以考虑多功能枕头，不仅具备上述床上用品的全部功能，还有助于在睡眠中让呼吸达到最佳状态，解决可能存在的打鼾问题。此外，还需要准备一些精油、烛光和白噪声，这些全部到位之后，就能打造出完美小窝，独享香甜睡眠。

免责声明

　　按照本章提出的建议去做，就能打造出"睡眠圣地"，待在圣地极为愉快放松，难免心生贪恋不想离开。莫要沉醉其中啊！夜里休息好的诀窍是只在床上做两件事：睡觉和做爱。如果诸位想在家里的其他房间检验这些建议的可行性也没问题——这样做只会惠及健康，令人幸福。

1　打造适睡的气氛

　　阅读"与阳光同步，减少人造光源"和"还夜晚以黑暗"这两部分内容，就会知道身体需要光照信号设定昼夜节律。简要回顾一下：如果感光细胞在夜间接受人造光的照射，就会延迟褪黑素开始分泌的时间，从而干扰睡眠质量与睡眠时长，最终完全打乱睡眠循环。这就可以解释除去卧室光源是改善睡眠最有效的方法之一。你会发现做这些调整不仅能够促进睡眠，而且有助于打造一个放松的睡眠环境，让睡觉不再那么辛苦，而是成为一种享受。

拔掉卧室里不必要的电子设备

即使是路由器、有线电视盒和电源防雷器上那个闪烁的小光源，也会阻碍褪黑素的分泌。如果可以的话，把这些小件移出卧室，将其他发光的电子产品（尤其是那种发出刺眼光线的数字闹钟）替换成灯光暗一些的助眠灯或是高科技台灯，每天清晨，这种灯能用微光轻轻唤醒你（第四章第五节提到的"一款好灯，健康人生"）。移走不必要的电子设备，睡眠环境中的电磁场也会随之减弱，本章第六节会详细探讨。如果没办法移走或盖住这些发光的电子设备（黑色绝缘胶布很容易就能将其盖住），也可以戴着眼罩睡觉。

挂上全遮光窗帘

除非住在几乎没有光污染的农村，否则一定会有光透过窗户照进屋里。遮光窗帘——哪怕是五金店买的轻松挂起的简易卷帘——可以让卧室瞬间进入黑暗岩洞状态。如果没办法遮住窗户，用眼罩替代也有效果。

记住：外界的光照不进卧室，就意味着清晨那束唤醒大脑的重要光线也没办法进来。所以，确保在睡醒后第一时间拉开窗帘，这样才能保证人体生物钟按照规律运行。如果戴着眼罩睡觉，需要购入一种能在清晨慢慢透光的眼罩。

回归 1999 年的阅读方式

在床上读书是人生一大乐趣。如果你是睡前读者，记得关掉电子设备（不要找任何借口），回归阅读纸质书的方式，不要读电子书。找一台瓦数最低、个头儿最小的桌灯放在床头，还要记住，虽然漫长的一天过后，沉浸在精彩的小说中可谓乐事一件，但是该睡觉时懂得"适可而止"也非常重要。

如果放弃电子阅读器很困难，那就买一副蓝光过滤镜或琥珀色的防蓝光眼镜，在不造成眼睛疲劳的情况下，尽量调暗电子阅读器的屏幕亮度。在光线柔和而非漆黑的屋子里读书也有助于减轻眼部负担。

暗夜温柔，安眠无忧

关灯后需要做的事不仅是保持卧室黑暗，你还必须放松身体直至进入睡眠状态，整个过程会持续 2~3 小时。对尼尔来说，曾经，睡前放松的方式是躺在床上看电视，毕竟他（和许多人一样）从小到大都是在沙发上看着电视睡着的。然而，把电视从卧室搬走以后，他就能控制自己看电子屏幕的时间，睡前放松的过程中也不会再受蓝光的干扰。

记住：比台灯亮的光会干扰褪黑素分泌，不妨用蜡烛（如果家里的小孩或者宠物很容易把蜡烛打翻，那么最好用无焰蜡烛）或台灯这类较弱光源替代强光灯。我们非常喜欢能逐渐变暗的暖光台灯和喜马拉雅盐灯，这种盐灯发出的都是偏暖调的粉色柔光，而且能净化空气、平衡电磁辐射（上述两种灯都能改善睡眠）。

柔光引路

半夜突然打开浴室灯会扰乱睡眠周期，可以尝试用低功率红色灯泡，这种灯泡夜里发出的红光不会对褪黑素分泌造成过多影响。此外还可以在浴室的角落放一支无焰蜡烛，其作用自然无须多言，但是无论用什么方法，都不要选择手机。

"建"个补水站

尼尔发现，在床边放一杯水能让睡眠免受干扰。他和很多人一样，偶尔会因口渴而醒来，但并没有起床的气力或想法（如果本身很难再次入睡，那么起床喝水对睡眠的干扰性只会更强）。在伸手可及的地方放杯水，就不会因为口渴而失眠。

2 卧室温度不要太高，保持凉爽

人类体温在夜晚会降低，白天会升高，这种规律起伏反映出身体昼夜节律与太阳光照的关系，也体现了身体机能的变化——夜间人体会发生许多变化，包括血糖降低和心率下降，由此得以放松，进入睡眠状态。随着科技的发展，人类了解到体温变化对睡眠质量影响巨大：2012 年的一项研究表明，晚上体温过热会延迟入睡时间并干扰睡眠[62]，而睡眠环境较热则会导致早晨体内皮质醇含量上升，这是因为过于温暖的卧室阻碍了人体自然降温的过程，进而阻断了睡眠循环。失眠会干扰体温调节循环，导致体温无法正常下降（孕妇和更年期女性常会有此症状）。也有研究发现，温度较低的睡眠环境有助于第二天早晨保持大脑清醒。

专家建议

卧室最佳温度为 65~68 华氏度（18~20 摄氏度）——有些圈外人还给出了低至 60 华氏度（约 15.6 摄氏度）的数值（至少冬天是这样的）。

本书作者建议

在尽量降低卧室温度时，除了要顾及身体，也要将季节因素考虑在内。

冬天，稍稍降低卧室温度可以让身体这个"自动恒温器"获得充分休息（睡眠改善方案中高效且环保的积极方案）。可以在床上多铺几条毯子，或者多穿几层袜子，这些方法更能准确调控体温。（也可以戴顶帽子，但我们认为自己的方法更合理。）

然而，夏天也不要开空调，可以打开风扇，换上更透气的床单（第七章第三节），房间就会凉快不少。你还会发现，为改善睡眠而调整饮食习惯（尤其要减少糖分与酒精的摄入量）——进一步消除慢性炎症和／或激素失调——能够降低核心体温。

科技助力好睡眠

尼尔一直非常关注一些科技公司研发的冷暖调节床垫。这类床垫可调双侧温度，如果你和另一半同床共枕，两个人都能将床垫调至适合自己的温度。

3　精心选择适宜睡眠的寝具

如果睡眠是保证健康最重要的因素之一（即便不是唯一），那么床与一切床上用品在很大程度上就是最重要的睡眠装备。不是自吹自擂，本书两位作者中的一位刚好是睡眠研究领域的专家。卡斯珀公司的团队总喜欢说：像运动员看待运动装备那样看待自己的床——你肯定不想穿着那双已经穿了 10 年的运动鞋参加马拉松训练；不想穿着羊毛裤上单车运动课；也不想戴着既不塑形，也不给劲的防护垫踢足球，那么你为什么要睡在根本无法支撑后背的床垫上呢？为什么要挂着吸收过多热量的窗帘呢？为什么要枕在无法支撑脖子、使呼吸道无法畅通的枕头上呢？不要找任何借口。许多床垫与枕头制造商已经对消费者直销产品了，还有很多大型零售商提供更多高品质床品，让消费者有机会在预算价格内轻松买到最适合个人睡眠的床品。

各位在精心选择舒适的睡床前，请阅读尼尔给大家的忠告：

床垫

首先，要消除人们对床垫的最大谬见：一定要分清楚硬度和支撑度。不要为了最大限度支撑背部而选择与地板一样硬的床垫，否则，不如直接睡在地板上。好在大多数人不会这样选择床垫。

想要寻得舒适可靠的床垫，在店里试用的时间至少需要 5 分钟。其实背部肌肉重新适应新床垫起码需要 35~45 天，后背与床铺需要磨合。在店内试用 5 分钟以上，你就会知道躺在床垫上的温度是否适宜（即睡眠环境不宜过热），是否能够减少伴侣夜间活动对自己的干扰。（不要期望床垫能减少太多活动干扰，比如记忆海绵床垫虽然对背部有益，但是无法为你喜欢的其他床上运动提供足够的回弹力。）总之，只有亲身试用一个月左右，你才能确认床垫是否适合自己。

试床好比试驾，一定要用买车的思维去买床垫。每天，人们躺在床上的时间至少有 8 小时，远远超过待在车里的时间，如此一来，买床比买车的投资优先级更高。要获得最优质的睡眠，不见得要买纯手工的马毛床垫；同样，要去趟杂货店，也不必开辆布加迪高档跑车。丰田和奥迪等中高档品牌汽车的确比经济型的车体验感好，同样地，中高档床垫的舒适度自然也好过低端品牌。价格低廉的可能无法给予身体良好的支撑，大部分是用闭孔泡沫制作而成，会吸收过多热量导致床垫温度升高，一整晚都不透气，非常不利于身体健康。

那么，另一个重要问题来了：想要买一张"更健康"的床垫，或释放更少挥发性有机化合物（或称为有害健康的化学物质）的床垫时，一定要注意当前床垫市场流行的"绿色洗脑"现象。所谓"绿色产品"并未受到监管，而且往往没有实际根据，比如很多商家将自己含有茶树精油的床垫称为"绿色产品"（现在我们仍不确定这种物质如何让人睡得更好），或者在自己的公司网站上贴一张养眼的绿植照片。绝大多数床垫含有聚氨酯泡沫塑料，这类床垫的有机性很难得到认证。如果你对此比较担心，可以寻找具备官方有机认证（比如符合环保纺织标准和聚氨酯泡沫塑料认证标准）的床垫，或者在睡前打开窗户，给床垫散一天味。如果床垫在运送之前做过压缩处理，那么大部分挥发性有机化合物在送达之前就会挥发完，但打开包装让床垫膨胀后，再散散味还是有益健康的，如果你对生产和运输过程中的某些气味过敏的话，就更应该这样做。

床垫使用 7~10 年后，或者发现自己的床垫不再舒适或睡上去的温度高于平常（因为人体排放的所有有机物都让床垫给吸收了），就得换一个了！同时，要给床垫套上透气保护套——可以时常用真空吸尘器清理一下床垫，以保持床垫清洁，让有机物含量相对少些。

枕头

除了床垫以外，枕头对脊椎也非常重要，好的枕头能够减少脊椎的疼痛感，进而减少睡眠干扰（更不用说还能提高生活质量）。头落在枕头上时，颈部应该得到支撑，与脊椎保持一条直线。所以，不要按照自己的睡眠"姿势"（侧卧、仰卧、俯卧）选购枕头。我们在卡斯珀进行的一项研究发现，人们平均每晚调整约 20 次睡眠姿势。无论你的睡眠姿势如何，枕头都应该起支撑作用。

对枕芯填充材质的选择可谓多种多样，你需要自己权衡利弊：天然纤维（羊毛、木棉、荞麦）价格更昂贵，支撑性可能没有合成纤维强；合成纤维（记忆海绵、超细纤维）价格比较低廉，支撑性确实不错，但需要再三强调，这是合成纤维——你基本上是守着一堆塑料制品睡觉（当然，你可能会发现这类枕头外面包裹着天然材料，甚至有机材料）。此外，还有羽毛填充的枕头，其质量虽好，但致敏性也高，对羽毛过敏的人在选购时一定要注意。

选择枕头需要考虑的另一点就是可否机洗。每天晚上头部出的汗都会浸到枕头里（可能有点恶心，但这是真的），久久不散。其实，经常把枕头扔到洗衣机里洗不是个坏主意，若你对某些东西（比如宠物身上的灰尘和皮屑等）比较敏感的话，就更要勤洗枕头。也可以罩个枕套，但请记住，跟床垫保护套一样，任何用来阻挡外界事物的物件也会阻碍空气顺畅流通，枕套也是如此。

床单

首先，我们要澄清一个事实：纱支密度 1 000 的收藏级酒店床单并非床品界的金标。这样紧实的织品毫无意义，只会存住热气和湿气。要选纱支密度较低（200~400 最佳）的床单，这类织品纹理宽松，能促进床单的空气流通。此外，记得常用亚麻、棉花和丝绸等天然材质的床单，这类床单比合成材质制成的睡起来更凉爽，不仅不会吸收热量和湿气，而且能让核心体温按时下降。

毛毯

盖毛毯跟穿衣服一样，得分层！这样你可以灵活增减，让自己整夜处于舒适的状态。不要把所有钱都花在又大又厚、塞得满满当当的蓬松羽绒被上（这种羽绒被当然也很保暖），不妨用轻薄的羽绒被搭配棉被或棉毯（或二者兼有），这样可以根据实际需要增减。在欧洲，夫妻们通常有各自的床铺，从而打造适合自己的睡眠环境。如果你或你的伴侣喜欢温度较低的睡眠环境，两人可以盖一条轻一些的羽绒被，然后怕冷的一侧毛毯盖少点（如果是双人毛毯的话）。无论做何选择，原则均如前文所述：能选透气型天然纤维（棉质、亚麻也可以，若对羊毛材料不过敏的话也可以选）制成的毛毯，就不选合成纤维的。

同时不要忘记随季节而更换床铺材质，你没必要一年到头只使用一种床品。夏天的床铺要轻薄透气（比如薄棉毯或亚麻床单），冬天的床铺要更加温暖舒适，这时被子的层次搭配法就派上用场了。

加分项：重力毯

一直以来，重力毯颇受欢迎，因为这类产品能缓解焦虑情绪，更易使人进入睡眠。重力毯能够给人体深层触压感——盖上之后，全身好像在接受轻柔的按压，这种按压犹如安抚的拥抱。经证明，这种触压感能够提高人体内血清素含量，有助于舒缓紧张情绪。此外，这种犹如拥抱的感觉也会刺激催产素分泌，减轻疼痛感，缓解压力，让人感觉良好，同时能增强人体免疫系统功能。除了有助于提升睡眠质量，如果你或者你的孩子患有注意缺陷多动障碍、自闭症或者感觉处理障碍，那么重力毯的功效将更加显著。

拔掉电热毯插头

电热毯不仅有起火风险，而且这类毯子通常含有损害身体健康的阻燃剂，干扰夜间体温变化规律，让身体持续暴露在电磁场或电磁辐射（本章第六节会详细探讨）之下，这些对夜间睡眠目标的实现皆有不利影响。

4 取悦大脑神经，不妨"摇摆"

两项新研究表明，人类大脑在进化过程中会逐渐对摇晃状态做出反应。据此，睡在吊床上有助于人们（无论是否曾有过睡眠问题）更快入睡，更易进入深度睡眠，也能睡得更香且长时间保持深度睡眠。吊床作为锦上添花的寝具，让人醒来后感觉长时记忆能力倍增。

尽管轻晃身体相当于强效镇静剂的说法源于新研究，但是这个发现真的不算新奇了（问问婴儿的父母和那些驾驶汽车时无法保持清醒的人就知道了），而且研究人员早就能解释个中原因了：身体在睡眠状态下有规律地轻轻摇摆时，大脑中与睡眠和巩固记忆有关的神经波动会形成谐振运动。如果入睡困难，或许这类有效的大脑系统互悦机制就是对症妙方，是快速重启睡眠改善之旅的有效之策，也是一剂乐观灵药，让你能够

　　　　　　　　　　　　　这么睡，不会累

如愿再获惬意安眠。如果空间足够大，不妨在后院绑一张吊床用来小憩，甚至可以按下身体重置按钮，在大自然里睡上一晚（第四章第十三节）。目前市面上有很多自带框架、不需要吊在树上的吊床，还有一种吊床式"秋千"，它利用坚固的锚悬挂在天花板上。

5　消除干扰杂音，睡眠更香甜

人类在安静的环境中才睡得着，毕竟这个世界曾经十分安静。如今大部分人备受噪声污染之扰，这噪声或来自室外（垃圾车、建筑工地、道路交通），或来自室内（伴侣、邻里、宠物狗）。为打造终极"睡眠圣地"，你得考虑两件事：消除干扰性杂音和享受舒缓身心、改善睡眠的音乐。

制造安静的环境

阻挡干扰性噪声最简单、成本最低的方法之一就是戴耳塞。柔软舒适、质量上乘的耳塞不难找，大多数人会认为睡觉时戴着这些耳塞很舒适。然而，如果使用耳塞降噪不大现实或者根本不可能（那些夜里需要听到声音的人就是如此，比如新生儿父母），可以试着加一些白噪声。这种轻柔的嘶嘶音效包含所有频率的声音，能完全屏蔽其他干扰音。大家也可以买一台白噪声器，下载一款应用软件（对旅途中的人来说极其有效），或者来台风扇也可以。

催眠声道

有些人发现用更轻柔的环绕型声音（比如海浪声、锣声、颂钵声或者雨滴声）代替环境噪声也很有效。你可以随意打造自己的助眠声音节奏，方法没有对错之分，只要能成功让你入睡且睡得安稳就行。

制造"音浴"

第三个选择是尝试播放能让脑电波同步的深度放松或睡眠状态的声音。这些声音叫作"双耳节拍"，由两种频率稍有不同的声音结合而成，是能促使大脑"捕捉到"的感知的单音。这个过程会减缓脑电波活动速度，有助于放松和缓解焦虑情绪，进而使人更易入睡、睡得更香。如今，新技术已将这些声音分门别类地整理成舒缓音频，也可以借助原始的传统疗愈型声音。几个世纪以来，人们一直在用振动型乐器——比如原始的迪吉里杜管和喜马拉雅山区居民的磬——引人进入冥想状态，让身体"沐浴"在混响声中，有利于恢复各项身体机能。你可以把这些录音下载下来，在入睡（或冥想）时播放，或者向提供此类"音浴"的医师或工作室寻求帮助。

这么睡，不会累

神经声学"生物黑客"

据我们所知，如今借助新科技减轻压力、舒缓睡眠的人越来越多，尤其是当下借助各种仪器改善健康以及生活方式的做法越来越流行。第一种技术叫作努卡尔姆（NuCalm），能在几分钟之内放松大脑和身体。这是一种同时使用硬件和软件的神经技术，将电磁频率与"神经声学软件"双耳声道专利技术结合在一起，让身体从应激反应中释放出来，增加大脑中的 γ-氨基丁酸含量，有助于成功入睡。戴着遮光眼罩，在手腕内侧佩戴一个小型频率发射盘，听努卡尔姆专有歌曲或声音，身体频率就会（如该公司所称）随着这些信号而发生改变，同时，大脑会产生让身体深度放松的 α 波和 θ 波。从理论上讲，这与中医为提高治疗效果而调整身体频率或补气的概念相似。本书的两位作者亲身体验了一把睡眠新科技，都觉得身体获得了某种程度的放松。我们一致认为，如果你对压力管理和睡眠改善的技术辅助手段感兴趣，那么努卡尔姆值得选择。

让悦耳的音乐叫你起床

除了上述新技术，不妨把柔和的音乐或者声音纳入起床计划。一项最新研究发现，伴随悦耳音乐起床的受试者与那些让刺耳闹铃惊醒的同伴相比，大脑更敏捷，精神状态更好，甚至连身体都灵活许多。[63]

6 摆脱电磁辐射，保证细胞功能

提升睡眠质量、改善身体健康的一种有效方式就是拔掉电源插头。科学实验证明，电子和变频设备，包括无线路由器、蓝牙设备、智能手机、智能冰箱、智能汽车甚至智能电表（没错，也包括睡眠追踪器，后文会再次讲到），其辐射会扰乱生物循环，这是因为这些设备会发出电磁辐射。电磁辐射作用于人体的后果与光辐射相似，会刺激身体细胞以某种方式沟通交流。和人造光一样，这些看不见的人造频率会令人"不堪重压"，最终破坏细胞功能。当下，无线技术无处不在并非福祉，对电磁辐射昼夜不舍令人抓狂。

医学领域对于电磁辐射的不规律性认知才刚刚起步。然而，已有研究证明无线电辐射与人体健康受损之间有明显关联，包括头疼、注意力不集中、焦虑、抑郁、疲劳、周身疼痛、易怒，甚至更严重的生殖系统结构性和功能性变化、学习能力与记忆力减退、神经障碍、遗传性损伤和癌症等，无线电辐射都难脱干系。世界卫生组织国际癌症研究机构（IARC）将射频辐射归为 2B 类"可能致癌物"，目前的研究很可能将此类辐射的致癌程度提高一个等级。就在不久前，来自欧洲 40 多个国家的数百名科学家一起签署了一份请愿书，要求欧盟停止铺设 5G（第五代通信技术）网络，他们非常担心 5G 网络会对人、植物和动物造成伤害。[64]

毫无疑问，电磁辐射对人类睡眠肯定有害。越来越多的人担心电磁辐射产生的伤害，尽管目前还没有充分研究能够证明电磁辐射会对人体健康造成伤害，但许多研究已经发现电磁辐射会抑制褪黑素分泌。此外，我们也了解到，晚上人体很容易受这些令人紧张的频率影响，此类频率会干扰人们必要的休息，扰乱人体的夜间修复功能。如果受体细胞收到其他物体发出的信号，睡眠频率就非常有可能受到干扰。即使没有充分数据证明这些频率对身体进入睡眠状态会产生影响，我们也能确认所有减少电磁辐射的方法都有助于睡眠。

如何摆脱电磁辐射

我们无法完全避开电磁辐射，通信塔和墙内电线这类相对不受控制的电磁辐射源几乎无处不在，但至少可以降低夜晚电磁辐射对身体的作用强度，建议如下：

- 关掉手机，或至少打开飞行模式。
- 晚上不要把手机放在床头柜上充电。如果必须在卧室充电，离床至少 6 英尺（约 183 厘米）远。
- 关闭无线路由器。
- 如果笔记本电脑必须放在卧室，那就关掉电脑，或至少不要让电脑连接无线网。
- 卧室里的电子设备最少要离床 6 英尺（约 183 厘米）远。
- 睡在无金属弹簧的床垫上。含金属的床垫可能会增强电磁辐射。
- 如果床和断路器或大型家电只隔一面墙，不妨给床换个位置。

睡眠追踪器或睡眠辅助应用软件也有辐射吗？

很遗憾，这些睡眠辅助工具也会产生电磁辐射。但是，我们终究是为了达成目标，而非追求完美。我们建议暂且使用能够改善睡眠的工具，但最终目标还是要拔掉电源插头睡觉。用睡眠追踪器和助眠应用软件给自己的助眠之路开个好头，然后关闭这些工具一段时间，或者将其从睡眠改善方案中移除。抵消体内额外电磁辐射的有效方法就是把"接地法"加到睡眠改善方案当中（第四章第十三节）。

7　净化空气，确保节律呼吸

　　呼吸的空气质量与睡眠质量有很大关联——接触受污染空气（尤其是晚上）会导致睡眠质量低下。受污染空气会刺激呼吸道，导致呼吸道堵塞，引发过敏症状，抑制身体有节律的深呼吸、放松和吸氧过程（这就是空气污染导致睡眠呼吸暂停的原因）。研究人员推测，空气中的微粒可能会进入血液，影响大脑的睡眠调节功能。但这一观点仍然止步于两者之间存在"关联"，无法确定为"因果"关系，至少可以确定的是，空气质量对人体健康至关重要，由此也会对人类睡眠产生重要影响。

　　研究表明，室内空气的污染程度可能会比室外空气高 2~5 倍，这一结果十分令人震惊。家用清洁产品、装饰品以及毛毯、床铺和家具中散发出来的废气（亦称为挥发性有机化合物）都会成为空气中的化学物质，从而污染周边环境。为尽力确保有益健康的睡眠环境，需采取以下步骤给空气排毒：

- 尽量打开窗子让室外的新鲜空气进来。
- 陈设净化空气的植物。室内植物能通过叶子和根部吸收污染物（包括挥发性有机化合物）。
- 花钱买一台高质量空气净化器，选一台能去除 99% 以上直径大于 0.3 微米的空气污染物的空气净化器。

- 启动加湿器。这种方式无法清除毒素，但能够改善空气质量，增加空气湿度，提升有益的离子元素含量（后文有详细介绍）。加湿器也有助于提升夜间呼吸质量，降低感冒或其他病毒感染的概率，早起后口干舌燥的感觉也会得到缓解。

- 不要一开始就把毒素带到房间里。选择天然纤维制成的床上用品和其他卧室纺织品（比如窗帘和地毯）、天然材料制成的家具（木制或金属质，不要使用塑料或者中密度纤维板这种木制复合材料），以及不含合成香氛的无毒清洁剂。

清洁燃蜡

点蜡烛是很好的助眠方式，可以引入温暖、平和的光，不会扰乱身体节律。不过，蜡烛质量也是良莠不齐。传统蜡烛燃烧时会向空气中释放大量化学物质，进一步加剧呼吸问题，甚至会带来其他健康问题。由石蜡和石油制成的蜡即便被视为"优质"级别，燃烧时也会产生大量毒素。此外，合成香薰是常见过敏原，其中含有邻苯二甲酸酯（一种会改变激素功能的化学物质，会导致内分泌紊乱）。得找那种100%为大豆或蜂蜡成分、添加天然提取精油的蜡烛。别挑什么带香气的蜡烛，就用蜂蜡蜡烛，其淡淡的蜂蜜气味最宜人。

这么睡，不会累

离子工匠

给细胞提供氧气不是新鲜空气给予的唯一好处。人们呼吸时，会将空气中的带电离子吸入体内，以此激活体内细胞。从本质上讲，带电离子会形成电流，促进神经系统向全身发送信号，影响人们的行为、思考、感觉和睡眠方式。若此电流中断，身体的沟通链将出现故障，最终引发疾病。活性离子能够通过氧化霉菌、真菌、寄生虫和有毒化学气体来清洁空气，也能与灰尘、花粉和宠物皮屑结合成易于过滤的大颗粒。

运动与潮湿环境能够促进离子电荷活动——回想在江河瀑布以及高山附近呼吸的那种神清气爽的感觉。如果空气不流通，空气中的离子也会停止活动，电荷开始流失。其实各位要做的事很简单，只需要打开窗户或风扇，让空气再次流通。你也可以买一台空气离子发生器，冬天的几个月尤其有用，那时室内很难有新鲜空气进来。

8 芬芳入眠：芳香疗法辅助入眠

往"睡眠圣地"卧室的空气里加点成分和去点成分的影响一样大。人们的嗅觉功能非常强大，直接与大脑的记忆中心和情感中心进行交流。古时用香气治疗疾病的方法（而今称为"芳香疗法"）是最初的身心疗法，因其有缓解压力、减轻痛感和管理情绪等益处，颇受广大研究人员关注。大量研究表明，从植物不同部位提取出来的浓缩精油也有助于提升睡眠质量，降低睡眠紊乱带来的影响。然而，如果不改变其他生活习惯，只借助这种香气扑鼻的睡眠辅助手段，也无法让睡眠节律重回正轨，但这确实也是帮助身体适应新循环的有效方法之一。

催眠的气味

无论有多少研究结果支持精油的功效（确实有很多），选择一款合适的精油也算不上什么科学。选的时候只需稍微闻一下，看自己最喜欢哪一款就可以了。选中那款就是你最对症的睡眠处方。

这么睡，不会累

- 薰衣草味。

- 天竺葵味。

- 茉莉味。

- 玫瑰味。

- 香草味。

- 依兰香味。

- 檀香味。

- 柑橘味。

后两种香气能够让一些人镇定下来，但对其他人来说可能有点刺鼻。

如何使用精油

扩香

精油扩散器能够蒸发精油，让香气充满整个房间，虽然这种香气闻起来比较淡，但十分有效，因为蒸发的精油更易被人体吸入和吸收。与在加湿器里加几滴精油并不相同，往加湿器滴精油会腐蚀机器内部的塑料部件。不过，可以滴 1~2 滴精油在棉球上，然后将棉球放到加湿器出口。专家建议扩散精油的时间不要超过 30 分钟（时间太长可能导致刺激性过大），同时注意宠物的反应（不是所有宠物都闻得了精油味，尤其是猫，它们体内没有分解特定种类化合物的转氨酶）。

雾化

找个喷雾瓶或雾化器，在其中加入半杯水，再加 4~5 滴精油，均匀混合，然后在房间各处和床单上喷洒。但喷枕头时请务必谨慎，大部分人的皮肤不能长时间接触精油。

轻涂

可以把精油轻轻涂在压觉点上，如手腕、耳后或脉轮（比如心轮与额轮）上。一定要将这些高度浓缩且具有潜在刺激性的精油用基底油（比如椰子油、荷荷巴油、扁桃仁油和橄榄油）稀释。

沐浴

可以在睡前泡澡时，做芳香疗法（见第四章第十节）。在温热的洗澡水里加几滴精油，然后做深呼吸，呼气——吸气，实在是舒服啊！

9　如何与你的枕边人畅享安眠

如果夜里有人与你同床共枕，那床伴也是你睡眠环境的一部分。按理说，你们互为对方睡眠环境的一部分，拥有一致的睡眠习惯和行为能让你们在晚上都睡个好觉。但说起来容易做起来难，尼尔曾与数千对前来选购床垫的夫妻交谈过，他得出的结论是：那张床不过是夫妻（情侣）共享的最亲密的空间而已。因为每个人夜间睡眠的怪癖（不断翻身或打鼾）、偏好（毯子全都捂在身上或一条毯子也不盖）和习惯（看着电视入睡、把笔记本电脑放在床上、一早去健身房锻炼）各有不同。

难怪近期一项研究表明，在美国大约有 1/3 的夫妻（情侣）有意与伴侣分房睡或分床睡，10% 的受访者表示曾因睡眠问题而跟另一半分手。毫无疑问，作为睡眠团队，我们始终支持不惜一切为用户提供高质量睡眠产品，也更愿意为同床共枕的两人解决疏离彼此的睡眠问题。只需一起读本书的前两章，你们的夫妻（情侣）关系就能回归正常。为了以防万一，我们在下面列出了同床共眠的常见问题。

虽然我们会提供一些解决方案，但是你需要和伴侣开诚布公地聊聊各自的睡眠需求，然后共同营造能够满足两人需求的睡眠环境。试着接纳新想法，即使一开始有些想法看似奇怪——如果两人对是否寻找新方法改变睡眠状况无法达成共识，那就得好好谈谈了。也许床第之间的倾心交谈会让你们的感情更炙热，睡眠更安然。

问题 1：

睡眠节律不一致。两个人中，一个人深夜工作效率比较高

（或者只为追电视节目），而另一个人则喜欢早早歇息；一个人喜欢早早开启一天的生活，另一个人上午 10 点前清醒不了。睡眠类型不同，或基因对睡觉和起床时间的偏好不同是问题的根源所在（见第四章第三节），不过第四章曾经提到，睡眠节律是可调的，两人的节律还是可能稍微同步的。两人都能遵从与昼夜循环同步的作息习惯，坚持的时间越久，两人的节律就越同步。

问题 2：

睡眠健康状况不同。所幸，（若让我们自己评价）本书堪称改善睡眠健康的最佳策略。跟你的伴侣分享本书第一章的部分观点（尤其是第一节中的内容），兴许你们会产生共鸣。你们最好各自都读读这本书。之后，你们可以将那些听起来最棒或者最可取的睡眠改善习惯做比较，制定适合两人的睡眠改善方案。

问题 3：

打鼾。默默承受如雷鼾声（这种情况下，鼾声颇具电锯音效）的日子一去不返了，也不用一脚把打鼾的伴侣踢下床了（或者自己因为打鼾而被伴侣踢下床）。市面上有很多解决打鼾问题的实用工具；翻到本书"止住鼾声，远离睡眠障碍"部分（第四章第十一节），选读对自己有帮助的内容。这部分内容还

这么睡，不会累

提到，如果你或你的伴侣根据第六章的内容对个人饮食习惯做出改变（特别是戒掉糖和乳制品，少喝酒），那么鼾声干扰睡眠的状况也极有可能大幅降低。

问题 4：

床铺冷暖，各有所爱。想和伴侣在同一种睡眠环境各取所需根本不现实。即使我们都在凉爽的温度下睡得更好，但有些人觉得在蓬松的羽绒被下出点汗才舒服，而另外一些人则喜欢裸睡时只盖薄薄一条床单。如果你和爱人对床铺温度的要求不同，不妨学学欧洲人：把床铺分开。许多夫妻喜欢把两张单人床拼在一起，这样两人能各自选择最合适的亚麻制品，都能睡在温度适宜的床铺上，而且如果其中一个需要解决打鼾问题，还可以买一张头部可以抬高的单人床垫，抬高时并不打搅伴侣睡眠。或者，有些夫妻会在床上铺一条又大又轻的毛毯，再将其对折后只铺在床的一边。

问题 5：

挨得太近。除了亲热的情况，睡觉时，两人还是拉开点距离好。这主要是因为睡觉时与另一个人距离太近会导致床铺温度升高，半夜，两人的膝盖也可能会互相碰撞，彼此都睡不安稳。如果你或你的伴侣睡觉不老实的话，这种不安稳度会增加一倍。我们知道，不是所有人都能轻而易举地换张大床，但是这也不失为一个让人安眠的选择。

问题 6:

争执不下。老话说得不假，永远不该在气还没消的时候上床睡觉。与伴侣大吵一架之后，情绪会出现很大波动，此时睡觉会备受"有毒情绪"之害。晚上时而生气时而沮丧，会刺激交感神经系统，产生应激反应，导致体内出现大量刺激大脑兴奋的皮质醇，而此时应该是褪黑素诱导睡眠的工作时间。所以，要用尽一切办法让自己平静下来，无论说出来、写日记，还是做呼吸练习，或者留到第二天早上再生气也可以。

10　睡不着别赖宠物

跟自己的小猫小狗（或其他大型宠物）一起睡确实甜蜜又安宁，如果宠物不仅霸占床铺，还会打扰你的睡眠，或者让你不舒服，就重新考虑一下什么最重要吧。如果晚上的时候你很容易被吵醒（醒来后难再入眠就更要命了），就更要慎重了，也许最好的方法是去除宠物陪伴选项。如今好像还没有对该问题的研究——至少据我们所知没有，而这个话题似乎也没什么可谈的。简而言之，如果睡不好，就让宠物离开你的床——至

这么睡，不会累

少离开一会儿。抱歉，可爱的小宠物们。不妨给这些小可爱买一张专属于它们的漂亮的床吧，一些公司会像为人类服务那样研究能支撑身体、减轻压力的宠物床。

第八章

睡眠人生

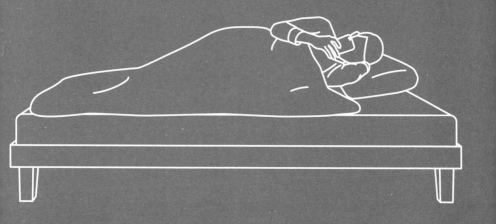

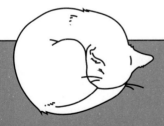

自降生之日起，人的睡眠状况就处于不断变化之中。从婴儿到幼儿，再到青少年、青年、青壮年，直到老年，人生不同阶段的夜间睡眠时长以及各睡眠阶段的循环方式（亦称"睡眠结构"）都各有不同。虽然大家睡眠时长不一样，人们的睡眠目标不同，生理需求也会随之变化，但是人类还是有两个共同点的：

- 睡得越久、睡眠越好，身体越健康。对孩子来说，睡眠质量会直接影响其心理与生理的双重成长，睡得好，成绩就好，人际关系就健康，成长路上的情绪调控能力也更强。对成年人来说，睡个好觉对于保持清醒和身体健康至关重要。
- 回归正常睡眠的基本方法都一样。无论是你，还是你的孩子，不管年龄多大，若想要获得正常睡眠，保持节律永远是重中之重。

本章主要为需要额外关注和指导的人群——婴儿（及其父母）、小孩子、青春期孩子、十八九岁的青年人，以及老年人——提供睡眠改善建议。建议各位参考前文所述，了解为何睡眠如此重要，了解改善夜间睡眠的基本方法。大家可以此为基础，再根据本人及你的孩子或父母的具体情况制定最合适的睡眠改善方案。

1　老年人的睡眠时间不能变少

"睡眠经验丰富"的长者们对睡眠最大的误解之一就是夜里不需要像年轻时睡得那么多。遗憾的是，65岁以上人群有睡眠时间短、睡眠中断或难以入睡的现象，但这并非意味着睡眠需求会随着年龄的增长而下降。事实上，老年人的建议睡眠时长也是每晚7~8小时。如果你有经常失眠（大约44%的老年人会失眠[65]）、入睡困难或者难以保持整晚连续睡眠等问题（哈佛大学医学院的研究人员已证实这确实与年龄有关），这并不能说明身体发生了自然生理变化。事实正好相反：这是身体在告诉你，要多关注自己的睡眠了。

还有一点很重要，那就是睡眠质量越差，衰老速度越快，其表现包括大脑机能退化（阿尔茨海默病）和身体机能退化。由此可见，晚上睡个好觉也是对抗快速衰老的最佳手段之一。值得庆幸的是，本书提出的大量建议都是直接针对睡眠需求的专业指导。

衰老为何会影响睡眠？

睡眠结构（或者说每个睡眠阶段所花的时间）会随年龄的增长而发生变化。最明显的是，年长的成年人轻度睡眠时间比深度睡眠时间长一些，这样更难保持睡眠状态，也是身体夜间修复效率不高的原因。

昼夜节律也开始发生变化，这导致很多老年人晚上睡得更早、早上起得也更早。这种情况称为"睡眠相位前移症候群"。至于为什么会出现这种情况，个中缘由至今尚未可知，但有人怀疑这是由自然光引起的节律失调造成的。

大脑也有所变化，因为与负责传送睡眠信号的化学物质联系的神经受体功能越来越弱。简单来讲，就是大脑越来越难计算身体疲劳的时间了。

某些疾病和治病药物也是造成老年人睡眠中断的主要原因。[66] 如关节炎、胃食管反流病和下肢不宁综合征之类的健康问题导致的身体不适，都会让人更加难以入眠。前列腺肿大也会导致夜间频繁上厕所。除了非处方药（比如感冒药和头疼药），一些特定的处方药（尤其是治疗心脏、血压和哮喘的药）

也会对睡眠产生干扰，使人无法入睡或者保持持续睡眠。

日常习惯也是导致睡眠问题的主要原因。每天打盹儿的时间过长或过晚、下午或晚上依靠咖啡因恢复精神、吃东西的时间跟睡眠时间离得太近，以及整日不动弹都会导致节律紊乱，让人无法在最佳时间成功入睡。

睡眠问题解决方案

在制定睡眠改善方案时，请特别注意本书如下几个章节。我们也推荐仔细阅读"你的失眠情况是哪种类型？"专题中的问题（第二章），以方便解决任何加重睡眠问题的潜在障碍。

- 规律作息终止社交时差（第四章第二节）。
- 与阳光同步，减少人造光源（第四章第四节）。
- 睡前做"自我断电"练习（第四章第八节）。
- 要不要午睡（第四章第十四节）。
- 运动助眠（第五章）。
- 舒缓肌肉，放松大脑（第五章第八节）。
- 遵照昼夜节律规律饮食（第六章第四节）。
- 控制咖啡因，重建身体和大脑的连接（第六章第七节）。
- 正确看待药物的作用（第六章第九节）。

这么睡，不会累

2 宝宝和幼儿的睡眠太特殊

市面上致力促进婴孩整夜睡眠、顺利实现不同睡眠周期过渡的书籍为数不少。由于这类书数量庞大，关于哪种方法最有效也有很多不同主张（哭泣入睡训练法、平和入睡训练法、毫无定式的夜夜迷茫入睡训练法，不一而足）。我们只做自己的研究，不会参与这场争论，如果你刚为人父母，就要同时关注另一个重要问题：你自己的睡眠。

首先，稍稍平复一下心情。每个人都会偶尔失眠，这很正常，你这个年龄的人适应能力足够强，这点小问题不会成为长期问题。而且，70% 的宝宝在 9 个月大的时候就能一觉睡到天亮，所以，你的失眠问题不会一直持续下去。

我们会尽力让你现在睡好。很抱歉，我们可能无法帮助宝宝入睡，但我们能给你提供一些建议，让你好好照顾自己。记住，（相对来说）休息好的父母也会更开心、更健康、更理智。

- 不用理会前文中"与阳光同步，减少人造光源"相关的内容。现在你处于生存模式，需要尽可能地休息。不要把睡眠看作入夜后发生、天亮前结束的活动，不要管白天黑天，能睡就睡，别管几点。
- 宝宝睡时你也睡。请认真对待这一点。把要洗的衣服放下，把碗碟留在洗碗池里，然后躺在床上。即使只睡上

20 分钟，也足够进行临时自我重置了。

- **接受帮助**。如果需要休息，或者要刷那些盘盘碗碗时，让伴侣、朋友和家人帮你照顾一下宝宝。如果条件允许，就雇个训练有素的产后护理师，专业人士能同时照顾你和宝宝。如果你用母乳喂养，可以找哺乳顾问咨询能否改为奶粉喂养。

- **保持光线昏暗**。如果晚上必须起床给宝宝喂奶或者换尿布，要用柔和的暖光灯，而非明亮的顶灯或台灯，后两种灯会干扰褪黑素分泌，让你和宝宝都很难再次入睡。用蜡烛灯也不错，尤其是 LED 版蜡烛灯，即使你打瞌睡，这类灯也不会有火灾隐患。

- **不要忘记打造"睡眠圣地"的基本要求**。这一点对你和宝宝都适用。黑暗、凉爽、安静的房间不仅可以促进睡眠——若将这些因素视作睡眠环境的日常必要条件，也能让人体获得该睡觉的意识。

- **请儿科医生保驾护航**。如果怀疑宝宝的睡眠时间表受到潜在健康问题（例如胃酸反流）的影响，可以咨询一下儿科医生。

幼儿

从很多方面来看，这个年龄段养成的睡眠习惯会逐渐延续到少年、青年乃至成年时期。以下建议不是专门针对幼儿提出的，而是老少咸宜的睡眠改善指导方法。早早学会并坚持这些习惯，就能为一生安眠铺好路。

- 告诉孩子，睡觉是超级英雄会做的事。现在就开始给孩子解释为什么睡眠非常重要（尤其是听到孩子说"我不想睡觉"的时候），其实不算太早。不必解释睡眠的科学原理，只需要跟孩子讲吃健康的食物可以让大脑更聪明、让身体更强壮，这样孩子们自然会知道晚上睡个好觉也有益健康。

- 不要把睡觉当作惩罚。很多父母都跟孩子说过："少来这一套，不然我就把你丢到床上！"不要给孩子们传递这样的信息——睡觉意味着不能做更快乐的事！要让孩子知道睡觉是每晚都要做的很特别、很有益的事。

- 始终遵守规律的睡眠时间表。那些脱离学校生活很长时间的人通常会完全忘记读书时养成的生活习惯。当然，睡眠时间表可以灵活调整，但请记住，只有固定不变的睡眠时间才能保证改善睡眠——也有助于人们不用很费力就能调回学生时代的作息时间。

- 设定放松身心的睡前流程。成年人需要"自我断电"，小孩子同样也需要。熄灯前不应该由着孩子满屋子瞎跑乱窜，相反，应该关掉电子设备（没错，电子设备会刺激成年人，也会刺激孩子），调暗灯光，洗个澡，再讲一两个故事，让他们慢慢放松下来。把这段时间当作睡前准备时间，让自己也放松下来，享受夜晚。

- 孩子们也需要"睡眠圣地"。跟成年人一样，孩子们也需要黑暗、凉爽、安静、不刺激神经的睡眠环境。精油（尤其是薰衣草精油）也可以帮助孩子创造宁静的睡眠环境。对于年龄大点的孩子，不要在房间里放电子设备，包括电视和电脑。
- 深入研究孩子的饮食。成年人的饮食禁忌同样适用于小孩子——糖分和咖啡因等成分的摄入影响最大，不仅对睡眠不利，还会影响整体健康水平。注意那些儿童专用零食及其他甜品中的隐含糖分，还要记住各类碳酸饮料除了含糖量高，很有可能也含有咖啡因。

3　青少年的睡眠更需要引导

对这个由年轻人构成的群体来说，睡眠问题只能用"雪上加霜"来形容。其实跟他们小时候一样，晚上睡好觉对成长和健康都至关重要，然而现在影响睡眠的因素却呈指数级增长。糟糕的是，很多父母、老师、年轻人自己甚至儿科医生都认为，诸多因素造成的健康睡眠减少问题"只是成长过程的一部分"。各位明白了吧，问题就是这么来的。

实际上，青少年需要的睡眠时长远超我们的想象——

6~12 岁的孩子需要睡 9~12 小时，13~18 岁的青少年需要睡 8~10 小时。如果孩子始终睡眠不足（据研究人员称，孩子们多半睡眠不足），其后果与成年人长期睡眠不足一样，生理健康会受损：思维混乱、学习困难、记忆力下降、无精打采、郁郁寡欢、焦虑不安、抗压能力低下、决策能力下降、激素水平波动、体重增加、摄入咖啡因和 / 或尼古丁的风险增加。接近青春期或正处于青春期的孩子原本就面临很多共通问题，你绝对不想再让睡眠不足导致的诸多问题搅和进来，使孩子们雪上加霜。

而且，孩子熬夜学习并不能保证会取得进步。麻省理工学院的研究人员发现，学生的成绩高低与睡眠时长有很大关系，就寝时间的稳定性也非常重要。[67]

导致青少年睡眠不足的常见原因包括：

- 睡眠模式不规律。大多数青少年平日基本处于睡眠不足的状态，只能利用周末拼命补觉。但现在各位知道了，这样做只会扰乱睡眠节律、降低睡眠质量，实在是后患无穷。
- 睡眠的生物模式发生改变。随着孩子们进入青春期，他们上床睡觉的时间自然越来越晚，但这并不是最佳状态。很遗憾，因为上学时间较早，所以睡得晚不利于获得优质的夜间睡眠。这种新的昼夜节律——特别是加上社交时差综合征、蓝光照射和较晚摄入咖啡因——有时会让孩子觉得自己只是没办法在健康时间（晚上 11 点前）入睡而已，但并没有意识到早睡早起的必要性。

- 早早睡觉是社交"耻辱"。自尊心强、违背常规、特立独行的孩子能按时睡觉吗？（那些反复听父母说睡眠对健康、智力和情绪稳定都非常重要的孩子才能做到。）

- 使用科技产品的频率增加。夜深人静时，即使孩子们没在看电视，也一定在摆弄平板电脑、台式电脑或者手机。如你所知，蓝光辐射会严重干扰褪黑素分泌，让人更难在恰当的时间入睡。

唯一的睡眠改善方法

如果想帮助家中的青少年改善睡眠问题，我们发现你需要克服许多因素，其中很多问题可能是无法改变的（至少短期内无法改变，比如上课的时间）。你会发现我们为青少年提出的很多建议跟成年人的一样，改善睡眠这件事可以顺理成章地成为家务事。

- 设置固定的睡眠时间。我们知道这听起来可能有点让人紧张，对大孩子来说尤其如此。但研究表明，一些父母会强制孩子晚上 10 点或者更早的时间上床睡觉，这些孩子与那些熬到半夜的孩子相比，得抑郁症或者有自

这么睡，不会累

杀倾向的概率更小。[68] 所以，跟孩子一起设定一个可执行、对他们自身和学习成绩都很有益的睡眠时间表，并尽量持续执行，周末也一样。周末补觉很难让人周一调回健康的睡眠时间。

- 不妨小睡一下。如果时间允许的话，让孩子在放学后花20~30 分钟时间快速小睡一下，这样能帮助他们消除整体的睡眠不足，为了避免晚上熬夜学习而摄入咖啡因。

- 限制晚上使用电子产品的时间。欧洲的一项研究发现，减少接触手机、平板和电脑屏幕发出的光仅一周之后，青少年疲劳、精力无法集中以及易怒的症状就能有所缓解。[69] 可以给孩子们设定"媒体宵禁时间"，晚上同一时间关闭无线网络，让家里的每个人都把电子设备放在同一个地方充电。电子设备一定不能留在房间，当然也包括电脑。

- 跟孩子谈谈。把优质睡眠的好处和睡眠不足的坏处分开来讲。要指出多睡 60 分钟的孩子比少睡的成绩更好、课堂上精神更集中、压力更小，而且心情更好。或者告诉孩子们多睡觉能保持清爽的皮肤和理想的体重——只要能让孩子产生共鸣，说什么都行。跟孩子分享你从本书中学到的助眠小妙招，帮孩子避开常见助眠陷阱，比如营养不良和服用兴奋剂等。

- 全家总动员，健康助睡眠。孩子看你吃蔬菜，很可能也会吃。同样，如果你带头开始改善睡眠，那么孩子很可能也会养成更健康的睡眠习惯。而且，通过执行自己的睡眠改善方案，你会自然而然地把全家人带动起来，无论是晚上开始早早调暗灯光、关闭厨房门（禁止深夜加餐）、鼓励全家关闭电子设备，还是放一些轻松的音乐，都能让家人参与进来。

学校应该让学生睡更长时间

美国疾病控制与预防中心近期的一项报告将众人的目光聚焦于一个事实：大多数孩子没有得到必需的睡眠。据评估，50% 以上的中学生睡眠时长短于推荐时长，而具体到高中生，这一比例高达 75%。[70] 虽然很多因素可以解释为何这个年龄段的学生长期睡眠不足，但是有一个因素的潜在致害性比其他所有因素加起来都高：学校。

孩子们逐渐进入青春期，他们的昼夜节律也越来越像成年人，更难像小时候一样早早上床睡觉，但仍然需要平均每天 10 个小时的睡眠，而且孩子们的作息跟大多数成年人并不同，他们早上 7~8 点必须起床并准备学习。这就像成年人凌晨 3 点必须起床，4 点开始工作一样。很少有孩子能在早上 8 点半之前做好学习的准备，然而，美国国家睡眠基金会的一项调查发现，87% 的高中生必须遵循这样的作息安排。

这种噩梦般的昼夜节律必然会造成一些后果。早上 8 点前开始上第一节课的孩子在这一天余下的时间里的表现比较晚开始上课的孩子要差，他们的情绪和行为也更容易出问题，其控制冲动情绪的能力和决策能力更差，而且更容易昏沉度日。

（这跟酒驾一样危险——每年有 6 400 起车祸的起因是疲劳驾驶，其中超过 50% 的驾驶人是青少年。[71]）这些失眠的孩子更容易吸烟、喝酒，且学习和体育成绩也不大好。

但是有个解决办法：明尼苏达州明尼阿波利斯市附近的学校把高中第一节课的上课时间从早上 7 点 15~7 点 25 之间调整到早上 8 点 30~8 点 40 之间，老师和学校的管理者们发现，上课时间调整以后，课堂出勤率上升，旷课率下降，而且去校医务室的人也少了。学生们在课堂上更清醒，受到纪律惩戒的情况也更少，学校整体气氛"更加平和"。其他地区也报告了类似情况，除上述变化之外，这几个地区学生的标准化考试成绩也更高，发生车祸的概率更小。

这就是为何很多健康和教育领域的专家，以及各大组织都在呼吁各地的初高中推迟每天上午第一节课的上课时间。如果你是学生家长，那就一起呼吁——和其他家长一起参与进来，跟学校董事会谈谈，把我们改变学生睡眠情况的数据给他们看看。幸运的是，调整上午开课时间的学校越来越多，如果我们一直坚持在各自的地区推进这项倡议，就能造福所有孩子。

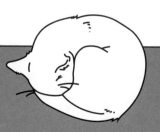

第九章

梦中之物

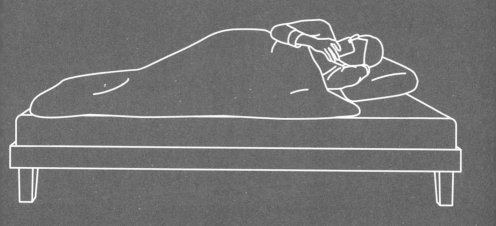

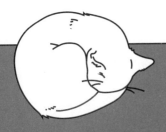

尽管我们认为睡觉相当于"自我断电"，但闭上眼睛之后，大脑依旧会工作，根本无法断电。睡眠时，大脑不会受到任何外界刺激，也不会再有任何想法，而是会利用这段自由时间进行维护和整理工作——清除废物、巩固记忆以及将新信息刻在脑海中。现在我们知道做梦是夜间活动至关重要的部分。

　　科学家们曾经认为梦只是大脑夜间养生过程的副产品。然而，新的研究表明，做梦实际上有很多重要功能，尤其有助于提高学习能力、增强记忆力。如果你睡不好（无法进入深度睡眠或每晚频繁起夜），就会损失一些大脑用以保持身体健康和思维敏捷的重要工具。

　　尽管你可能不知道自己是否经常做梦（人们不仅会在快速眼动睡眠阶段做梦，在每个睡眠阶段都有可能，同时没必要记住梦中的所有内容），但可以肯定的是，如果在没有任何常规干扰的情况下能让这四个睡眠阶段持续循环（意味着睡得安稳、不受干扰），就能从睡梦中获益。晚上做梦的好处多多。

做梦有助于储存记忆、巩固所学知识

人们在睡觉时，大脑会重新激活并巩固接收到的新记忆和信息趣闻，研究人员认为，这一过程会直接反映到梦境当中。[72] 一些专家相信，梦境不仅可以反映出人们需要知道并记住的信息，也能很好地将其分类。研究发现，梦境好似一种虚拟现实，让人能够亲历大脑处理信息的过程。[73] 曾在动物和人类身上进行的实验支持以下理论：梦境好似新信息的"彩排表演"，让大脑能够真正地积极组织并巩固这些信息。[74]

做梦有助于管理情绪

近期有研究表明，人们更容易梦到情绪激烈的内容，而且在快速眼动睡眠阶段，大脑会通过 θ 脑电波巩固记忆。因为快速眼动睡眠有助于处理痛苦经历，所以一些研究人员也对其在创伤恢复和情绪管理上的作用进行了研究。

做噩梦也有好处

噩梦最容易出现在快速眼动睡眠时期，但与清醒梦不同的是，这种激烈紧张、经常不受欢迎的画面出现在脑海中时，正值大脑前额叶皮层活动减少时，这意味着人的情绪控制能力减

这么睡，不会累

弱、兴奋感倍增。现在，研究人员确信，这些梦境都是大脑为了现实生活中可能发生的不好的事所做的情绪"排练"，先让大脑经历糟糕的事，再尝试找出解决方案。一些专家认为，这是人类诞生早期就有的大脑防御机制——发生过一次的事有可能再次发生。所以，反复做相同的噩梦能让大脑保持防御状态。

至少做梦能提供另一种看待事物的方式

做梦不仅会让经历过的事或学到的信息重新在脑海中播放一遍，也能在所见与所闻之间建立全新的大脑自由处理方式。梦境引领人们通往最深处的无拘无束的创作环境，提供新的问题解决办法。这一点在一些最有名的艺术家和思想家的梦境中表现得最为明显：比如保罗·麦卡特尼在梦中创作出歌曲《昨天》、德米特里·门捷列夫在梦中规划出元素周期表的结构。

梦境如何反映睡眠

自然梦境有助于了解自己所处的睡眠阶段:

第一阶段：这个阶段是将睡未睡或将醒未醒的时段，你会感觉昏昏沉沉，做梦时间通常很短，但梦境非常真实生动，会有种"入睡"的感觉。因为现在仍然处于半睡半醒的状态，所以经常会在梦中听到现实生活中真实的嘈杂声（比如闹钟声、外面的汽笛声）。

第二阶段：这个阶段的睡眠较浅，梦的内容通常包括当天现实中发生过的事情片段。这个阶段的睡眠也经常被人们称为"思考阶段"，就好像只是在睡觉时处理不同的信息一样。晚上重复进入第二阶段睡眠的话，梦就会更长更生动。

第三阶段：即使大脑在深度睡眠阶段依旧活跃，但这个阶段的梦境通常是最不生动的，因为此时大脑在处理记忆、更新认知。

快速眼动睡眠：此睡眠阶段与梦境的联系最为紧密。在睡眠循环中的这一非常"活跃"阶段做的梦是记得最清楚的，也是最长、最生动和最奇怪的。（人们经常会在早晨度过比较长的快速眼动睡眠阶段，所以这个阶段的睡眠更有利于记住梦的内容。）而且，在这一睡眠阶段，大脑的情感部分最活跃，专家们推测，正是这个原因让快速眼动睡眠阶段的梦如此深刻感人。

大脑是个梦境加工厂

大脑的不同部位会生成不同类型的梦境，下面就来逐个分析：

大脑皮质：这是记忆的储存部位，也是梦境的主要创造部

位。如此便能解释为何人们的梦境像奇怪的自传一般，好似从所见所做的事中随机摘取的片段。

感觉皮质：这个音频、视频仓库的活动也很活跃，会创造梦中的细节，这就能解释为何有些梦带有独特的声音，却很少有气味。

运动皮质：人们醒着的时候，这一部位负责控制人体活动，也会在晚上做"活跃"的梦时发挥作用，比如在梦中做运动或者逃离某个地方。

边缘系统：该部位负责处理情绪，也是快速眼动睡眠阶段最活跃的部位。如此便可解释为何在快速眼动睡眠阶段做的梦比其他睡眠阶段做的梦更富有表现力。

清醒着做梦

正常情况下，做梦的时候，人们意识不到自己正在做梦，无论大脑创造出多么奇怪的场景，人们都会配合。但参与梦中的大脑部位更多（能提高认知能力、注意力、工作记忆力、计划能力和自我认知能力的大脑部位），意识就会更加清醒。人们一旦意识到自己正在做梦，而且梦中的认知能力与现实生活相同，甚至能控制梦里发生的事和自己的行为。这就叫作清醒梦。

随着年龄的增长，做清醒梦的概率会越来越小（尤其在 25 岁以后下降得更快），但有一小部分人（20% 左右）每个月至少会做一次清醒梦。据估计，在我们所有人中，大约50% 的人一生至少会做一次清醒梦。[75]

至于做清醒梦的目的，或者为何有些人做清醒梦的次数比其他人多，目前未能明晰。有人猜测，某些神经化学物质会在大脑意识将要关闭时"开启"部分意识，所以有些人体内可能天生就有此类物质。一些研究人员发现，维生素 B_6 摄入量的增加与做清醒梦之间有所关联[76]，其他研究人员发现，情绪化、焦虑和抑郁的人做清醒梦的频率更高。[77]回忆梦境的能力通常也是预测清醒梦的另一个因素，就像做冥想练习一样——2015 年的一项研究表明，经常做冥想练习的人更容易做清醒梦。[78]

选择自己的冒险路线

从理论上讲，做清醒梦最酷的一点就是能够学习如何做这种梦，然后成为积极的梦境参与者。这是能够探究违背现实逻辑（比如你想过飞起来吗）、直面恐惧、深入潜意识的活动。以下是几种最受欢迎的控制梦境的方法：

1. 改善睡眠。进入快速眼动睡眠阶段的时间越长，做的梦就越长、越生动。为延长快速眼动睡眠时间，你需要获得长时间且不受干扰的深度睡眠。

2. 冥想。根据前文提到的 2015 年的一项研究，在清醒状态下关注自己的意识状态并思考当下是否可能在做梦是练习清醒梦的核心技巧之一。

3. 写睡眠日记。练习清醒梦最重要的步骤就是进入梦境并意识到自己正在做梦。醒来的时候，把记得的梦境内容写下来。然后，回顾这些细节，寻找自己做梦的方式——你会梦到什么？之后当你正在做梦时，就能够识别出这些"做梦标志"，意识到自己正在畅游梦之国。

4. 做真实性检查。清醒梦领域的专家建议，每天多做几次"真实性检查"，确认自己是处于清醒中还是正在做梦。醒着的时候，很明显不是在做梦，但此时多次重复确认真实性能让人更易在睡眠状态下做重复检查。以下是一些专家推荐的练习技巧，建议每天做 10 次。

• 看钟表上的时间或读篇文章，把目光移开一会儿，然后再回头看相同的地方。在梦里，钟表时间和文字内容都可能会发生变化。

• 看看自己的手和脚——它们会在梦里变形。

• 试着用一只手的食指穿过另一只手的手掌。要期望自己会成功，并问自己是否在做梦。如果成功了，你就会知道自己真的在做梦。

5. 用清醒梦记忆推导法保持内心平静。MILD 是"清醒梦记忆推导法"（Mnemonic Induction to Lucid Dreaming）的英文首字母缩略词，是锻炼大脑自我认知能力的基本技巧。其主要步骤就是重复诵念"我将知道自己正在做梦"或"现在我正在做梦"，直到入睡为止。

6. 继续睡觉。不要一醒就立即把非常生动的梦境内容给写下来，试着继续睡觉进入梦乡，这次要意识到自己是在做梦。

7. 继续做梦。如果成功地做了清醒梦，那么保持做梦状态便为首要难事。这是因为意识到自己正在做梦是件很刺激的事，以至于体内肾上腺素含量上升，造成大脑神经兴奋，无法继续做梦，或者很奇怪地忘记了自己正在做梦。为保持这种状态，清醒梦专家推荐了一些技巧，能够让人进入梦境更深处，从本质上分散注意力，防止中途醒来。

- 想个简单的数学等式（比如"3+3=6"），让大脑机能活跃度较高的部位帮助你建立或保持梦中的意识。

- 揉搓双手或翻转身体。研究发现，用意识发起动作能刺激大脑的更深层意识，使正在做梦的身体获得更多的意识。

- 保持镇定。神经过于兴奋或紧张都将导致梦境戛然而

止。清醒梦专家建议盯着自己的手看，这样就能将意
识集中于当下。

第十章

自我重置

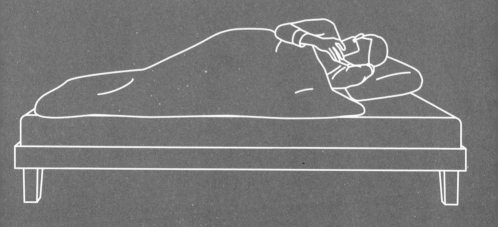

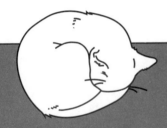

困倦的读者，你好！

单独开辟"自我重置"的章节是为了帮助你补充睡眠，为新的一天做好准备，同时让你真正兴奋地迎接睡眠。我们甚至已经为你验证测试，尽可能确保这份测试对你有帮助。作为卡斯珀睡眠咨询委员会的一员，弗兰克对该团队进行指导，告诉他们如何睡得好，以及如何在睡眠领域做得更好。他要求团队对自己的睡眠习惯进行为期 21 天的重新校准，并记录下哪些习惯管用、哪些不管用。结果一点不让人意外，与睡眠斗争多年的人现在精神焕发，获得了充分休息。长期依赖咖啡因的人开始改过自新，夜猫子又变成了原来的百灵鸟，几乎每个人下午看屏幕的时间都减少了。每周，这些参与者中都有一小群人，他们专心致志地互相竞争、交换笔记、彼此鼓励。三周以后，我们再次召开会议，分享大家的心得，对过程进行微调，

"自我重置"正式诞生。

所以，让微笑代替哈欠吧！

接下来的三周（21 天，如果你习惯这样计算的话），你会逐渐改变节律，丢弃偷走睡眠的坏习惯，并且增添一些新的习惯帮助睡眠。在此过程中，我们会要求各位绘制结果反馈图，这样你就可以自己管理睡眠，收集有效数据，辨别无效数据。如果有什么可以阻止你深夜吃东西或者夜里 11 点浏览推送，那肯定是这些冰冷确凿的证据（前文提到睡眠不佳的影响）。除此之外，你会了解一个习惯对自己是否有效果。三周结束后，我们会鼓励你重新审查自己的失眠类型（第二章），以便进一步调整睡眠改善方案，满足自己的独特需求。

我们希望看到你成功，强烈建议组织一个后援团队，无论是一个朋友还是一个团队都行。这不仅会让你增强责任意识，为你前进路上提供动力，还会让你努力的过程变得和睡眠一样有趣愉快。把它想象成新型阅读俱乐部吧！卡斯珀的员工喜欢了解彼此的进展，互相帮助解决问题，一起分享胜利。

自我重置前一周，召开一次启动会议，确保每个人都知道这个计划，或许还可以分享对未来 21 天的期待和担忧。每周选择一天进行 15 分钟的快速签到，电话、视频聊天、短信都行。最后一周后，制定一份简报，写清楚什么方案管用、想实行哪个方案，以及希望得到什么帮助。接着就好好享受最后一晚漫长舒适、安静祥和的睡眠吧。

助你睡得好！

目标：

通过对习惯做一些小调整来优化身体自然节律。

调整：

1. 制定睡觉和起床的固定时间表——确保获得所需睡眠（至少7 个小时）！

2. 根据第六章第四节的建议，制定固定的用餐时间表（我们会在第二周调整时间——目前，只要每天固定就可以）。

3. 在查看短信和信息前，屋里需要有阳光照射（补充：目的是获得全天候的阳光照射，即使只是坐在窗边）。

4. 睡前一个半小时，调暗灯光，电子设备调到"夜间模式"。

第二周：重减

目标：

告别那些影响健康睡眠的习惯。

调整：

1. 全天都要注意糖和精制碳水化合物的摄入。

2. 睡前至少一个小时不要吃零食、晚饭或者喝酒。

3. 上午 11 点以后不要摄入咖啡因。

4. 睡前一小时不要看屏幕。

5. 阻止不必要的光线进入房间。

这么睡，不会累

第三周：重建

目标：

养成新的健康好习惯，创造持久改变。

调整：

1. 在饭菜里添加一些对肠道好的成分（摄入益生菌、吃益生菌食物、多吃绿叶蔬菜，避开扰乱肠道菌群的草甘膦）。

2. 让午餐变成一天中最丰盛的一餐。

3. 将卧室打造成"睡眠圣地"。

4. 增加一项能量消耗的练习，比如拉伸、深呼吸或者洗热水澡。

致谢

来自弗兰克的致谢:

感谢我的兄弟、我的那位求知若渴的合著者尼尔·帕克尔，他希望改善人们睡眠的满腔热血让我备受鼓舞，于是我同他一起开启了这项工程。

感谢本书另一位合作者，思虑周详、见解深刻、严谨认真的蕾切尔·霍尔茨曼，她将我们提供的信息和许多复杂的概念深入浅出地编辑成书，方便读者阅读。

感谢与我长期合作的图书经纪人斯特凡妮·塔德，感谢她始终如一的支持、指导和友谊。

感谢小布朗出版社的团队，包括玛丽萨·维吉兰特和伊恩·斯特劳斯，他们热情、耐心，关注细节。

感谢"双十一健康中心"的工作人员，特别是维基·佐多，她对我本人和我们的患者照顾得无微不至，把我们的工作打理得井井有条。另外还要感谢我们的营养师道恩·布里吉德，他为我们患者的健康之旅保驾护航，支持我向世界传达明确信息。

感谢我的女儿艾利森、女婿扎克，以及外孙本杰明，感谢他们为我的生活带来这么多欢乐。

感谢我了不起的爱妻贾尼，40多年来，她一直包容我、支持我、照顾我、关爱我，她一直是我最棒的盟友。

最后还要感谢我的各位患者，我从他们身上学到很多，是他们激励我尝试各种办法，让这世界变成更快乐、更健康的福地。

来自尼尔的致谢：

感谢我的医生、我的导师、我的老大哥弗兰克，他为我打开了一个全新的世界，而写这本书的念头是他给我后背做针灸的时候冒出来的。

感谢我们优秀的合作者蕾切尔，她具备化繁为简的超能力，让本书（及本书的写作过程）颇有趣味。

感谢我的祖父母，当年他们奋不顾身来到美国，总是激励我要胸怀大志。

感谢我的父母，他们信任我，支持我所有的努力。

感谢我亲爱的妻子萨拉，她积极向上、宅心仁厚，这些都激励着我每天要进步。

感谢我的新老朋友，是他们让我的生活成为一次伟大的冒险。

这么睡，不会累

感谢卡斯珀的几位联合创始人——卢克、加布、杰夫和菲利普，机缘巧合，我们成为彼此生命里重要的合作伙伴和朋友。

感谢卡斯珀团队的新老成员，他们风雨不误的付出将这家公司打造得越来越强，最重要的是，一路走来，他们已成为我的人生挚友。

感谢卡斯珀公司，他们充分证明，一个简单的理念也有可能帮助这个世界略得安眠。

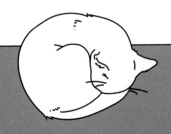